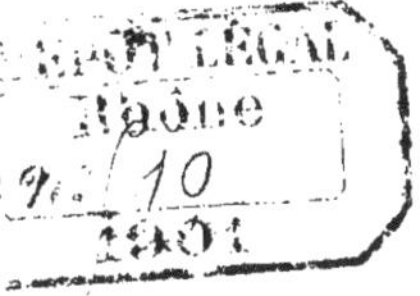

Dr PÉTROFF

Des Ruptures

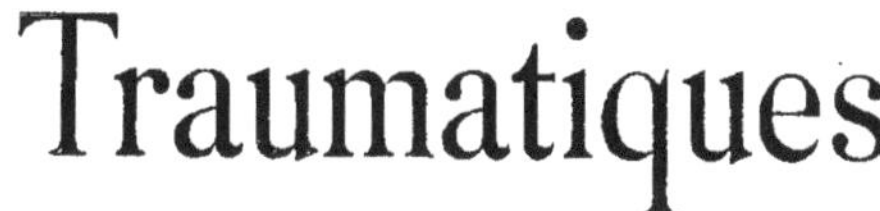

Traumatiques

Intra-péritonéales du Rein

LYON
A. STORCK & Cie, ÉDITEURS
8, rue de la Méditerranée

1901

Dr PÉTROFF

Des Ruptures

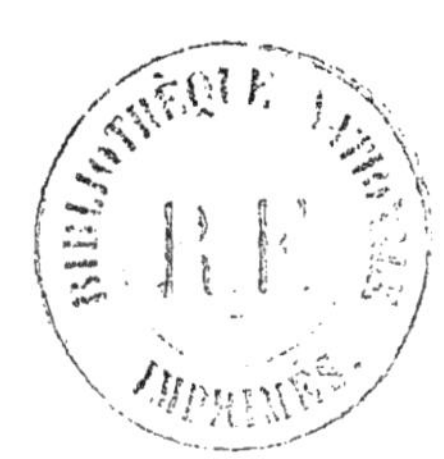

Traumatiques

Intra-péritonéales du Rein

LYON
A. STORCK & Cie, ÉDITEURS
8, rue de la Méditerranée

1901

A MA MÈRE, A MON PÈRE

Faible témoignage d'affection et de reconnaissance

A MES SŒURS ET FRÈRES

A MON BEAU-FRÈRE

A MES ONCLES

A MES PARENTS

A MES AMIS

A MON PRÉSIDENT DE THÈSE

M. LE PROFESSEUR A. PONCET

Chevalier de la Légion d'honneur
Professeur de clinique chirurgicale

Monsieur le Professeur Poncet a bien voulu nous inspirer ce travail; nous tenons à lui exprimer ici notre vive reconnaissance pour l'honneur qu'il nous fait de présider la soutenance de cette thèse et pour l'extrême bienveillance avec laquelle il nous a toujours accueilli.

M. le Chef de clinique chirurgicale X. Delore, avec sa bienveillance habituelle, a bien voulu nous aider de ses conseils éclairés et de sa haute érudition, nous le prions de recevoir l'expression de notre vive gratitude.

Nous avons eu recours à l'obligeance de M. le Dr Chanoz, chef des travaux pratiques de physiologie; grâce à lui nous avons pu mener à bien la partie expérimentale de notre travail; nous lui en adressons nos vifs remerciements.

Arrivé au terme de nos études médicales nous nous faisons un agréable devoir de remercier tous nos Maîtres de la Faculté et des hôpitaux et tout particulièrement MM. les Professeurs Lépine, Augagneur, Teissier, Courmont et MM. les Professeurs agrégés Pic, Roque, Bérard, qui ont contribué à notre éducation scientifique.

Nous emporterons dans notre pays l'agréable souvenir de leur enseignement magistral.

Que nos camarades Crouzet, Pax Salvat, Renard et Bassan, au dévouement desquels nous avons eu recours, reçoivent l'assurance de notre inaltérable amitié.

Sur le point de quitter à regret la terre si hospitalière de France, nous adressons un souvenir ému aux Camarades français, russes et bulgares, auxquels nous restons attachés par les liens d'estime réciproque et de cordiale amitié.

I

HISTORIQUE ET DÉFINITION

Le *Traité des maladies des reins* de Rayer est le premier ouvrage en date qui contient une étude sérieuse des contusions et des ruptures des reins. Dans cet écrit, l'auteur a résumé les observations publiées avant lui et y a ajouté quelques observations inédites. De cet ensemble de faits, il a tiré une description des symptômes à laquelle les études postérieures n'ont rien ajouté. Avec Simon de Heidelberg, le traitement a été révolutionné. Jusqu'à lui on s'en tenait au traitement médical. En 1876, dans son traité *Chirurgie du rein*, il propose l'intervention chirurgicale dans les contusions et les ruptures graves des reins, qui a été admise et qui chaque jour fait d'immenses progrès. « Toutefois, l'intervention primitive n'a jamais été pratiquée. C'est seulement contre les accidents consécutifs que le traitement doit être dirigé » (Tuffier) (1). Nous dirons plus loin à quel moment on doit intervenir dans les ruptures intra-péritonéales du rein.

(1) Tuffier : *Traumatismes des reins*, 1889.

Depuis Rayer, depuis Simon, beaucoup de thèses et autres travaux ont été publiés sur ce sujet.

Dans les quinze dernières années c'est M. Tuffier qui s'est le plus occupé de cette question.

Le 13 avril 1900 MM. Souligoux et Fossard apportent à la Société anatomique un cas de rupture du rein qui se rapporte à notre sujet.

Mais dans ces travaux importants, nous trouvons à peine mentionnées les ruptures du péritoine. On considérait comme des complications les cas où il y avait simultanément rupture ou déchirure du rein accompagnée de rupture du péritoine. Nous pensons que lorsqu'il y a primitivement rupture du rein et du péritoine avec épanchement sanguin intra-péritonéal, cet ensemble d'accidents donne une allure, une marche autre que les simples contusions et déchirures des reins.

Donc, on peut très bien décrire deux variétés de traumatismes des reins :

1° Ruptures extra-péritonéales du rein;

2° Ruptures intra-péritonéales du rein.

La première variété a été décrite jusqu'à présent avec force détails et à plusieurs reprises, aussi bien à l'étranger qu'en France.

On n'en peut pas dire autant de la seconde variété.

Dans notre travail nous avons réuni quelques observations se rapportant à cette variété de rupture du rein et nous en servant comme base, nous avons tâché de décrire les particularités de cette intéressante variété de rupture Nous n'avons pas la prétention d'y avoir réussi, mais nous serons satisfait si notre travail peut en susciter d'autres plus autorisés.

Toutes les observations que nous publions ne sont pas également nettes et complètes.

Ainsi dans quelques-unes l'épanchement sanguin intra-péritonéal a été signalé sans lésions d'autres organes que celle du rein; mais l'état du péritoine n'est pas indiqué. Nous avons pensé que dans ces cas l'épanchement provenait de l'hémorragie rénale et que, par conséquent, le péritoine était déchiré.

Avec M. le professeur A. Poncet, nous appellerons ruptures intra-péritonéales du rein tous les cas où il y a rupture ou déchirure *sous-cutanée* du rein et rupture du péritoine, avec épanchement sanguin ou uro-hématique intra-péritonéal.

Nous éliminons avec cette définition les plaies du rein.

II

SITUATION ET RAPPORTS ANATOMIQUES DES REINS

Il nous a semblé utile, avant d'entrer en matière, de rappeler brièvement quelques considérations générales sur la situation et les rapports anatomiques des reins avec le squelette, avec les viscères voisins et le péritoine.

Au nombre de deux, droit et gauche, les reins sont des organes glanduleux très vasculaires, auxquels incombe l'importante fonction d'élaborer l'urine.

Ils occupent la région postérieure de l'abdomen, couchés sur les côtés du rachis à la hauteur des deux dernières vertèbres dorsales et des deux premières lombaires. Le rein droit descend plus bas que le gauche, à cause du foie qui le surplombe. Leur forme a été, fort justement, comparée à un haricot dont le bord concave ou hile serait tourné en dedans. Comme dimensions les reins atteignent en moyenne 12 centimètres de longueur sur 7 centimètres de largeur et 3 centimètres d'épaisseur. Quant à leur direction par rapport au plan médian, ils s'inclinent l'un vers l'autre de façon telle que, la distance horizontale qui sépare leurs extrémités supérieures est de 6-7 centimètres tandis qu'elle s'élève à 10 ou 11 centimètres pour les extrémités inférieures.

Les moyens de fixité des reins sont: 1° les vaisseaux, relativement courts, qui les relient à l'aorte et à la veine cave inférieure ; 2° le péritoine pariétal, qui, en recouvrant la plus grande partie de leur face antérieure, les applique contre la paroi adbominale postérieure. Il faut en outre ajouter ce que M. le professeur Testut appelle le *fascia rénal*, dépendance de la couche celluleuse ou *fascia propria* qui double le feuillet pariétal du péritoine. Le *fascia propria* se dédouble près du bord externe du rein; ses deux feuillets forment une enveloppe contenant entièrement le rein, et se rejoignent au niveau du bord interne et des extrémités de l'organe pour envelopper, plus loin, l'aorte et la veine cave. C'est cette enveloppe ou sac périrénal, qui chez le fœtus est presque entièrement formée par du tissu conjonctif, ainsi que dans les premières années qui suivent la naissance.

Vers l'âge de dix ans elle est envahie graduellement par la graisse, atteint parfois chez l'adulte une épaisseur de 2-3 centimètres et forme ainsi autour du rein une atmosphère graisseuse connue sous le nom de *capsule adipeuse du rein*.

Tuffier insiste sur la mobilité désespérante que présente cette couche graisseuse sur le vivant, tandis que l'on est habitué dans les autopsies à la trouver compacte, facile à dissocier et à déchirer avec les doigts. Comme on le sait déjà, c'est à la disparition plus ou moins grande de cette graisse qu'est dû cet état pathologique, plus fréquent chez la femme et désigné sous le nom de rein mobile et flottant.

Quant aux rapports des reins avec le péritoine, celui-ci, en se portant de la colonne vertébrale sur la paroi abdominale postérieure, revêt leurs faces antérieures dans la plus grande partie de leur étendue. Rarement le péritoine enveloppe complètement les reins en les fixant à la paroi abdominale postérieure par un méso. Le péritoine ne s'attache pas intimement aux reins, la capsule adipeuse épaisse de 2 à 3 centimètres l'en sépare. Quant aux autres rapports de la face antérieure des reins, ils varient selon qu'il s'agit du rein droit ou du rein gauche.

a) La face antérieure du rein droit est en rapport : 1° avec la face inférieure du foie qui repose sur elle dans ses trois quarts supérieurs. Dans bien des cas un repli péritonéal, le ligament hépato-rénal, très variable dans ses dimensions, unit intimement les deux organes et de cette façon, la partie toute supérieure de la face antérieure du rein est directement en rapport avec le foie; 2° avec le côlon ascendant et la portion initiale du côlon tranverse, qui répondent à son quart inférieur ; le côlon ascendant est immédiatement en contact avec le rein par sa partie postérieure; plus rarement, mais toujours plus fréquemment qu'à gauche, il lui est relié par un méso; 3° avec la deuxième portion du duodénum qui descend verticalement le long de sa partie interne en croisant à angle droit, au niveau du hile, les vaisseaux rénaux ou leurs divisions; 4° enfin, avec la veine cave inférieure qui, en gagnant son orifice diaphragmatique, s'incline un peu en dehors et croise obliquement la partie toute supérieure du rein.

b) Pour le rein gauche, la face antérieure répond successivement : 1° en haut et en dedans à la queue du pancréas, qui repose habituellement sur son quart supérieur; 2° en haut et en dehors à la rate; 3° en bas, à la portion terminale du côlon transverse et au côlon descendant qui s'appliquent contre sa moitié inférieure ou ses deux tiers inférieurs avec ou sans méso. Ici le côlon descendant présente des rapports plus étendus avec le rein gauche que le côlon ascendant avec le rein droit et, d'autre part, le côlon descendant est à la fois un peu plus externe et un peu plus profond que le côlon ascendant. Il longe pour ainsi dire le bord convexe du rein gauche, tandis que le côlon ascendant répond plus spécialement à la face antérieure du rein droit; la face antérieure du rein gauche est enfin en rapport, dans sa partie laissée libre par les viscères précités, avec la grosse tubérosité de l'estomac dont elle est séparée par l'arrière-cavité des épiploons.

Par la face postérieure le rein arrive en haut et jusqu'au bord supérieur de la onzième côte. Elle s'applique par sa moitié supérieure sur le diaphragme qui la sépare de cette onzième côte, de l'espace intercostal et de la douzième côte situés au-dessous d'elle et du sinus costo-diaphragmatique de la plèvre.

Toutefois, le rapport avec la douzième côte manque lorsque celle-ci est peu développée, représentant ainsi plutôt une apophyse transverse : ce qui, d'ailleurs est l'exception. Il est possible qu'au cours d'une néphrectomie par la voie lombaire, on soit amené à pratiquer la résection de la douzième côte et il faut alors songer à la possibilité d'intéresser la plèvre qui descend jusqu'à ce niveau et même parfois un peu au-dessous.

Par sa moitié inférieure la face postérieure du rein repose sur le muscle carré des lombes, dont elle est séparée par le feuillet antérieur de l'aponévrose du transverse et par trois branches nerveuses qui sont le dernier nerf intercostal et les deux premiers nerfs lombaires. Le rein déborde toujours en dehors le bord externe du muscle précité : il répond alors aux muscles larges de l'abdomen et plus particulièrement au muscle transverse. En arrière du plan musculo-aponévrotique se trouvent les apophyses transverses des deux premières vertèbres lombaires dont la première répond à la région du hile ; elle n'est séparée du rein que par un mince faisceau du carré des lombes. La face postérieure du rein est entièrement dépourvue de revêtement péritonéal : la disposition contraire, c'est-à-dire celle où l'on voit le péritoine tapisser cette face et la rattacher à la paroi abdominale au moyen d'un méso, est tout à fait exceptionnelle.

Le bord externe du rein, convexe et assez régulièrement arrondi, déborde un peu par sa partie inférieure le bord externe du carré des lombes et des muscles spinaux. On est toujours sûr de le rencontrer dans l'angle aigu formé par ces derniers muscles avec le bord inférieur de la douzième côte. A droite, il répond au foie dans la plus grande partie de son étendue ; à gauche, à la rate et au côlon descendant.

Le bord interne ou bord concave repose sur le muscle psoas. Arrondi en haut, arrondi également en bas, il présente à sa partie moyenne une échancrure, toujours très nette, que l'on désigne sous le nom de hile du rein ; c'est en effet par cette échancrure que passent tous les organes, vaisseaux, nerfs et canal excréteur, qui se rendent au rein ou qui en partent.

Des différents organes qui traversent le hile, et dont l'ensemble constitue le pédicule du rein, la veine rénale occupe le plan antérieur. Vient ensuite l'artère rénale, le bassinet et l'uretère.

L'extrémité supérieure du rein arrondie et mousse répond à la face interne de la onzième côte. Elle est coiffée par la capsule surrénale.

L'extrémité inférieure répond ordinairement à l'apophyse transverse de la troisième vertèbre lombaire. La distance qui la sépare de la crête iliaque est en moyenne de 5 centimètres pour le côté gauche, de 3 1/2 à 4 centimètres pour le côté droit. Elle repose sur le psoas et le carré des lombes.

III

ÉTIOLOGIE

Les ruptures intra-péritonéales du rein sont très rares. Au contraire les ruptures extra-péritonéales sont éminemment plus fréquentes. « Dans les cas de lésions compliquées, le péritoine est aussi lésé. Parfois seulement de façon à produire un épanchement sanguin qui sépare en forme de gros sac la membrane séreuse du rein. Beaucoup plus graves sont les ruptures de la membrane qui donnent lieu aux épanchements sanguins et urinaires dans le péritoine et qui produisent, par suite, une inflammation du péritoine. Ces ruptures correspondent à la face antérieure du rein. *Nous trouvons ces lésions 14 fois sur 251* (Küster) (1).

La raison de la rareté des ruptures intra-péritonéales du rein se trouve dans le rapport du péritoine avec le rein. Le péritoine passe au-devant de la face antérieure du rein et en est séparé par la capsule cellulo-adipeuse assez lâche. Lorsque le rein est rompu, la capsule cellulo-adipeuse est plus ou moins lésée et infiltrée de sang, mais

(1) *Deutsche Chirurgie*. L. 52, 1896, p. 196.

le péritoine échappe le plus souvent à la déchirure, parce qu'il n'est pas solidement fixé au rein.

Il faut des conditions spéciales pour que la déchirure du péritoine se fasse. Nous les expliquerons au chapitre du mécanisme.

Chez les enfants au-dessous de dix ans, chez lesquels la capsule cellulo-adipeuse n'est pas développée et le péritoine plus mince, plus en rapport avec le rein, il est logique de conclure que le péritoine sera plus souvent lésé.

En effet, les ruptures intra-péritonéales sont comparativement plus fréquentes chez les enfants que chez les adultes. Poireault dans sa thèse (Paris, 1882) y insiste. Küster remarque que, dans les 14 cas de rupture intra-péritonéales du rein qu'il cite, la moitié se rencontrait chez des enfants.

Cette fréquence est conditionnée, comme nous l'avons dit, parce que le péritoine est presque soudé à la face antérieure du rein par suite du manque de la capsule cellulo-adipeuse.

Ces ruptures se rencontrent chez les enfants pauvres, non surveillés, et se font presque toujours par action directe (Küster) (1).

Chez les adultes, ces ruptures se font dans l'âge où l'on dépense la plus grande activité : entre quinze et quarante-cinq ans. La classe laborieuse est la plus exposée à ces ruptures du rein.

Certaines professions : maçons, charretiers, cavaliers, employés des chemins de fer, qui exposent à des accidents graves, fournissent le plus grand contingent des cas.

(1) Küster : *l. c.*

Au point de vue du sexe, la femme est moins exposée à ces déchirures et contusions du rein et encore moins à celles accompagnées de rupture du péritoine, parce qu'elle n'occupe pas les professions ci-dessus mentionnées, et par conséquent, elle est bien moins exposée à ces traumatismes violents, condition nécessaire pour la production de ces ruptures.

Küster dit que chez la femme l'os iliaque, les vêtements protègent mieux le rein que chez l'homme. Selon M. Albaran, son rein plus mobile fuit les coups vulnérants.

Il est évident que, lorsque le rein est rendu plus friable, plus cassant, par certains états pathologiques comme la tuberculose, le cancer, la lithiase rénale, etc., il sera plus apte à se rompre au moindre choc favorable et à entraîner la déchirure du péritoine.

Mais dans tous les cas, aussi bien chez les enfants que chez les adultes, pour qu'il se produise une rupture du rein avec déchirure du péritoine, la condition nécessaire, la cause efficiente, comme Küster le remarque, c'est un traumatisme très violent.

Nous énumérerons, très brièvement, les différentes causes de ces traumatismes.

Dans les contusions et ruptures simples du rein on a admis des causes indirectes et directes.

Causes indirectes.

Chute sur les pieds, sur les ischions ; par action musculaire, dans l'équitation, etc.

Mais pour notre genre de rupture de rein, nous pouvons à peine admettre ces causes indirectes ; nous ne concevons pas comment le péritoine pourrait se déchirer dans ces cas. Ces causes indirectes peuvent, à la rigueur, produire une contusion du rein, suivie d'hématurie, mais non pas ces déchirures et ruptures graves du rein avec déchirure du péritoine.

Nous admettons seulement les causes directes (Poncet) (1), c'est-à-dire nous admettons que l'agent vulnérant porte sur la paroi abdominale antéro-externe, sur les flancs.

Causes directes.

1° Coup direct, par un corps en mouvement, portant dans la région des reins. — Coup de pied de cheval, coup de tampon, coup de timon de voiture, coup de bâton, coup de balançoire.

2° Heurt de cette même région contre un corps dur. — Choc contre l'angle d'un comptoir, contre une poutre, etc.

3° Chute d'un lieu plus ou moins élevé. — Le corps venant rencontrer dans son trajet en l'air ou à son arrivée sur le sol un obstacle saillant : chute d'un échafaudage, d'un arbre, chute du haut d'un mât sur une vergue, chute sur le bord d'un trou, etc. Dans notre observation 1, il s'agit d'un verrier qui passait sur une passerelle en poussant une brouette. Celle-ci l'a entraîné et il est venu s'abattre

(1) Discussion à la Soc. des sciences méd. de Lyon, 1881.

sur la brouette. Dans l'observation 7 c'est un potier qui est tombé d'une hauteur de six pieds, son hypochondre droit portant sur l'arête d'une caisse.

4° Compression de la région rénale entre un plan résistant (le sol par exemple) et un corps en mouvement. — Roue de voiture, passant sur le corps ; pression entre un poteau et un trait de cheval, etc. Ce sont surtout les employés de chemins de fer qui sont exposés à ces accidents, lorsqu'ils sont pris entre deux tampons. Les Anglais insistent beaucoup sur ces cas. Dans notre observation 2 c'est la roue d'une voiture qui a passé sur les flancs du malade qui était tombé de sa voiture et lui a écrasé le rein.

5° Chute d'un corps pesant sur le corps humain. — Dans l'observation 13 c'est un sac de farine qui était tombé sur un enfant de six ans ; un bloc de charbon sur un mineur, dans un éboulement (obs. 3).

IV

MÉCANISME — PATHOGÉNIE

Comme nous l'avons vu au chapitre « Situation et rapports anatomiques du rein », il est trop bien caché et protégé entre la colonne vertébrale, les côtes, la crête iliaque, pour être facilement atteint par les puissances vulnérantes, ce qui explique la rareté des traumatismes du rein. L'unique défaut de protection pour le rein, c'est la partie antéro-externe de l'abdomen ; c'est par l'échancrure iléo-costale que le rein peut être atteint, pressé contre la colonne vertébrale ou la masse lombaire, elle-même appuyée sur un plan résistant, et contusionné, déchiré, rompu.

Nous allons examiner le mécanisme intime de ces traumatismes.

Dans les ruptures intra-péritonéales du rein, nous avons à considérer le mode de rupture du rein et celui du péritoine. Le mécanisme des lésions traumatiques du rein a été très bien expliqué par M. Tuffier (1) et nous en profi-

(1) *Traumatismes du rein*, 1889.

terons pour le décrire. Quant aux déchirures du péritoine nous proposerons une hypothèse personnelle qui pourra, peut-être, les expliquer.

Pour les lésions traumatiques du rein, M. Tuffier invoque trois facteurs : *la puissance, le point d'appui et la résistance.*

1° La puissance. — La puissance est représentée par les agents vulnérants que nous avons énumérés au chapitre « Étiologie » et qui doivent agir sur l'échancrure iléo-costale. Les agents vulnérants peuvent être divisés en deux groupes : agents vulnérants étroits et larges. « Les premiers peuvent seuls pénétrer dans l'échancrure iléo-costale, sans léser les autres organes voisins, pour comprimer la glande, et ce sont eux qui provoquent les lésions isolées du rein. Les seconds, au contraire, ne peuvent atteindre le même but qu'en fracturant les côtes et en contondant les organes situés superficiellement, comme le foie ou la rate. Le mode d'attaque de la puissance vulnérante doit être rapide, il faut que la paroi abdominale soit surprise; l'échancrure iléo-costale est ouverte alors à son maximum, les muscles abdominaux flaccides et élastiques défendent mal les parties profondes et permettent la compression du rein. » (Tuffier.)

2° La résistance. — Lorsque la puissance vulnérante agit sur la région du rein, elle rencontre une certaine résistance qu'elle a à vaincre et qui est représentée par la paroi abdominale, les viscères et le rein lui-même (capsule propre et parenchyme).

La paroi abdominale surprise est très élastique et se

déprime devant la puissance, ce qui fait qu'on y voit rarement une ecchymose. Lorsqu'elle est en état de contraction, elle oppose un obstacle à la force, mais ordinairement elle est surprise par celle-ci et refoulée contre le rein lui-même appuyé sur la masse lombaire.

Les viscères voisins, à cause de leur mobilité, sont souvent écartés par la puissance. Lorsqu'ils se trouvent devant le rein, ils jouent le rôle de tampons protecteurs. Güterböck (1), dans ses expériences, a montré qu'un choc au niveau de l'échancrure iléo-costale épargne ou rompt le rein, suivant que la glande a conservé ou non son revêtement viscéral.

Le parenchyme du rein serait bien peu résistant, si ce n'était sa capsule propre, si peu épaisse qu'elle soit, qui diminue beaucoup sa friabilité. Ce qui augmente, d'une façon indirecte, la résistance du rein, c'est sa mobilité ; il fuit devant la puissance, et pour que celle-ci le déchire il faut que le rein ne puisse fuir, qu'il soit calé contre les *points d'appui*. Une cause défavorable à la fuite du rein devant la puissance c'est son pédicule, qui ne le laisse pas aller en dehors de sa position normale.

3° Le point d'appui. — Le rein peut être acculé par la puissance contre le squelette : il y éclate soit sur les onzième et douzième côtes, soit sur l'apophyse transverse de la première vertèbre lombaire. Ou bien, lorsque la masse lombaire prend elle-même un point d'appui (le sol, un tampon de chemin de fer, un arbre, etc.), la puissance tendant à se rapprocher de ce point d'appui, le rein, pré-

(1) Guterbock : *Arch. f. klin. Chirurgie*, Bd. 51.

sentant une résistance à cela, se rompt, appuyé qu'il est sur la masse lombaire qui dans ce cas nous sert d'exemple de *point d'appui artificiel,* tandis que le squelette nous présente un *point d'appui naturel.*

Dans les ruptures intra-péritonéales du rein, il est presque toujours sectionné en deux ou plusieurs parties, ou bien c'est la face antérieure qui est déchirée (rupture incomplète).

Mécanisme de la section du rein.

La puissance tend à se joindre au point d'appui et le rein, pris entre les deux forces, doit ou bien fuir ou s'il en est empêché, être écrasé, sectionné en deux ou plusieurs parties, qui s'éloignent l'une de l'autre pour laisser la place à la puissance. C'est le résultat de la lutte, dans laquelle la résistance, représentée par le rein, empêchant la puissance d'aller vers son but, est vaincue.

Mécanisme de la déchirure de la face antérieure du rein

Le mécanisme que nous avons invoqué plus haut pour expliquer la section du rein, peut aussi expliquer la déchirure de la face antérieure seule. Dans ce dernier cas la puissance n'a pas réussi à diviser complètement le rein. Il y a, si l'on veut, un degré moindre de section et de puissance vulnérante.

La déchirure de la face antérieure peut faire suite, par

continuité et propagation, à la déchirure de la face postérieure (V. obs. 2), ce qui nous oblige à étudier :

Le mécanisme de la déchirure de la face postérieure du rein.

Le rein, devant la puissance vulnérante, qui refoule en arrière la paroi abdominale, cherche à fuir, mais ne pouvant pas fuir en dehors, parce qu'il est retenu par le pédicule du rein, il vient se « caler » au-dessous du diaphragme ou du foie dans l'angle costo-vertébral ; et là, l'apophyse transverse de la première vertèbre lombaire ou le bout inférieur de la douzième côte (Le Dentu) s'enfoncent dans le parenchyme de la face postérieure du rein en le déchirant plus ou moins profondément.

Théorie de la pression hydraulique de Küster. (1)

Küster en critiquant toutes les théories de la rupture du rein, les trouvant insuffisantes, a fait des expériences et a invoqué la pression hydraulique pour expliquer la rupture du rein. Il établit que les ruptures du rein dépendent surtout de l'action synergique de deux facteurs : 1° d'une adduction brusque et forcée des deux dernières côtes, refoulées vers la colonne rachidienne ; 2° d'une pression hydraulique des liquides renfermés dans le rein et le bassinet.

(1) Küster : *Arch. f. klin. Chirurgie*, Bd. 50, p. 676, 1895.

Il a tiré ces conclusions des expériences suivantes : sur un rein injecté de liquide par ses vaisseaux et par l'uretère un coup violent, comme l'action de jeter avec violence l'organe par terre, détermine au niveau du coup un léger aplatissement, limité par une ou plusieurs fissures analogues aux fissures traumatiques du rein ; tandis que le même coup sur un rein vide de liquides ne produit pas de lésions. Lorsqu'il adductionnait la douzième côte vers le rachis sur le rein vide, il ne produisait rien ; au contraire lorsqu'il faisait la même chose sur un rein injecté, il obtenait la rupture du parenchyme du rein, de sa capsule propre et même de la capsule adipeuse.

Théorie de la flexion forcée.

Le rein, comme nous l'avons vu, repose par sa moitié supérieure sur les deux dernières côtes. Son extrémité supérieure est bien fixée par sa capsule adipeuse qui y est très épaisse, par le péritoine de la paroi abdominale postérieure qui le rattache à gauche au diaphragme et à droite au foie (ligament hépato-rénal). L'extrémité inférieure par contre est assez mal fixée et repose sur un plan musculaire.

Qu'un choc, agissant dans l'échancrure iléo-costale, vienne porter plutôt sur l'extrémité inférieure du rein, son extrémité supérieure étant fixée, le rein se fléchira en ayant la dernière côte comme charnière.

Une telle flexion du rein, exagérée, pourra faire éclater la face antérieure du rein en sens transversal et au niveau de la charnière (Le Dentu) (1).

(1) Le Dentu : *Affections chirurgicales des reins, etc.*, 1889.

Mécanisme de la rupture du péritoine.

Nous proposons l'hypothèse suivante pour expliquer le mécanisme par lequel se produit la rupture du péritoine.

Lorsque le rein est sectionné par l'action directe de la puissance vulnérante en deux ou plusieurs parties ou simplement déchiré à sa face antérieure, il se forme par l'écartement des parties sectionnées, ou des bords de la déchirure, un sillon plus ou moins profond. La puissance continuant à agir, elle insinue le péritoine et la capsule cellulo-adipeuse du rein, en les tassant étroitement, entre les bords du sillon. D'autre part les parties du rein séparées par ce sillon tendant à s'écarter de plus en plus tirent en sens inverse le péritoine et la capsule adipeuse qui, n'étant pas élastique, cèdent, d'*où la rupture du péritoine et l'épanchement sanguin intra-péritonéal.*

C'est un degré supérieur de rupture du rein. Dans la plupart des cas où il y a rupture du rein et de sa capsule propre, la rupture ne s'est pas propagée jusqu'au péritoine à cause de la capsule adipeuse, qui se déchire plus ou moins à la suite de la déchirure de la capsule propre du rein, mais, cette capsule adipeuse étant lâchement fixée au péritoine, elle s'en décolle en quelque sorte et n'entraine pas la déchirure de celui-ci.

Il faut des conditions particulières pour la production de la déchirure du péritoine : un traumatisme très violent, un tassement si étroit de sa capsule adipeuse et du péritoine, qu'ils ne forment presque plus qu'une seule membrane ; un écartement suffisant des bords de la rupture du rein, etc. Ces conditions expliquent, largement, croyons-nous, la rareté des ruptures intra-péritonéales du rein.

Nous pensons qu'il est utile de rappeler, à propos du mécanisme de la rupture du rein et du péritoine, les deux expériences suivantes, faites en 1888 par M. Tuffier (1).

EXPÉRIENCE I

Contusion du rein gauche. — Rupture du péritoine. — Épanchement sanguin intra-péritonéal. — Mort. — Ecchymoses et hématomes du rein. — Liquide roussâtre remplissant le péritoine.

Le 2 juillet 1888. — Chien pesant 10 kilos. Anesthésie par l'atropomorphine et le chloroforme. Laparotomie médiane. Je place sur la face antérieure du rein gauche une tige de bois arrondie et mesurant environ 6 centimètres de diamètre. Le rein est ainsi collé sur la face latérale des vertèbres. Je frappe alors un fort coup de maillet sur cette tige de bois. J'examine le rein que je trouve fendu à la face antérieure, le péritoine est rompu dans l'étendue de deux centimètres et du sang suinte dans sa cavité. L'abdomen est refermé. Le lendemain l'animal est très abattu, il ne prend ni boisson ni alimentation.

Le surlendemain il reste replié sur lui-même. L'abdomen est très distendu, la respiration très fréquente.

(1) V. *Études expérimentales sur la chirurgie du rein*, par Th. Tuffier, 1889.

Le 5 juillet. — Mort, avec tous les signes de péritonite.

A l'autopsie, je trouve un épanchement intra-péritonéal très considérable ; un liquide roussâtre, sans caillot, sans urine, remplit toute la cavité. La vessie est vide ; le rein droit est congestionné. Le rein gauche se décortique difficilement, il est largement déchiré en avant et en arrière. Des fragments du rein au niveau du foyer contus sont mis dans l'alcool absolu pour servir à l'examen micrographique.

EXPÉRIENCE II

Contusion du rein gauche par un coup de maillet, rupture légère du péritoine. — Hémorragie intra-péritonéale très considérable. — Mort. — Déchirure transversale du rein.

Le 29 mars 1888. — Chien de berger pesant 25 kilos. Anesthésie par le chloroforme. Laparotomie. Mise à nu de la région rénale recouverte de péritoine. Application directe sur le rein d'un fragment de bois lisse. Coup de maillet sur le fragment de bois. Un peu de sang s'écoule dans le péritoine, et je vois une fissure péritonéale ayant environ 1 centimètre et par laquelle suinte du sang. Je fais la toilette du péritoine et je laisse cette fissure telle qu'elle est. La cavité péritonéale est refermée par la suture à triple étage.

Le lendemain le chien est couché, très déprimé, il ne prend ni boisson ni alimentation. La plaie abdominale laisse suinter un liquide sanguinolent.

Le 31 mars l'animal est absolument exsangue, la respiration est extrêmement fréquente : il ne réagit pas quand on l'excite. Je le sacrifie le soir même, pour pouvoir examiner de suite les viscères. Piqûre du bulbe ; autopsie. Je trouve la cavité péritonéale remplie de sang liquide.

La fissure péritonéale mesure 2 centimètres de long. Le rein présente à son niveau une déchirure transversale partant du hile de l'organe et pénétrant à un centimètre de profondeur. Les bords de la plaie sont écartés, remplis par un caillot. Je dissèque les gros vaisseaux du rein sans trouver aucun d'eux s'ouvrant dans la plaie. Le bassinet est intact. Chacun des reins pèse 85 grammes. La vessie contient une urine un peu foncée, il n'y a pas de caillots et l'urine est si peu teintée qu'il nous est impossible de savoir si elle contient du sang.

M. Poupet a bien voulu en pratiquer l'examen microscopique et a trouvé des globules rouges en petite quantité.

Le rein présente trois foyers de contusions, larges plaques noires sous la capsule, elles sont constituées par un caillot. A la jonction de la substance corticale et médullaire, foyers gangrenés du volume d'un gros pois.

V

ANATOMIE PATHOLOGIQUE

L'anatomie pathologique peut être établie d'une façon complète grâce aux nombreuses autopsies pratiquées après la mort presque inévitable, jusqu'à présent, dans les cas graves, comme le sont les ruptures intra-péritonéales du rein. Les interventions qu'on a pu faire ont aussi contribué à établir l'anatomie pathologique.

Dans les cas légers et moyens de contusion ou déchirures extra-péritonéales du rein, dans lesquelles la mort est rare, on a dû recourir à l'expérimentation, en produisant des traumatismes pareils chez le chien par exemple et en constatant les lésions produites sur le rein. Nous passerons rapidement sur ces lésions en nous étendant plus longuement sur les cas compliqués comme est le nôtre. La connaissance de ces lésions traumatiques servira à éclaircir certains points de la symptomatologie.

Pour l'examen méthodique de ces lésions on les a groupées en degrés.

En allant de dedans en dehors du rein, on parcourt les différents degrés des lésions, de plus en plus graves et compliquées.

1° Ainsi, les simples ecchymoses sous-capsulaires, se présentant sous forme de petits épanchements miliaires ou de larges nappes, donnent le *premier degré*, le plus léger, qu'on puisse provoquer en faisant même une néphrectomie.

2° Dans le deuxième degré, on range les hémorragies intra-rénales. Dans ces cas on trouve dans la substance rénale des foyers sanguins, plus ou moins volumineux et situés surtout à la base des pyramides, là où se trouve la voûte vasculaire. Ils sont dus, par conséquent, à la rupture des artérioles. Au niveau de ces foyers le parenchyme est plus ou moins écrasé, dissocié en fragments.

La rupture du parenchyme est tantôt interstitielle, tantôt étendue jusqu'aux calices, et le foyer communique ainsi avec les voies urinaires inférieures (Tuffier) (1).

3° Le troisième degré est caractérisé par la rupture de la capsule propre du rein. Les lésions du parenchyme rénal sont, dans ces cas, très différentes. Ce sont des ruptures, des fissures, plus ou moins nombreuses et siégeant sur les différentes parties du rein. L'épanchement sanguin est la règle. Cet épanchement suit deux voies : il va ou bien vers le bassinet, l'uretère, la vessie, etc., ce qui explique l'hématurie ; ou bien en dehors de la capsule, ce qui constitue l'hématome périrénal. Dans les traumatismes les plus graves la section du rein est complète. Il est sectionné, ordinairement transversalement, et on a deux parties : l'une supérieure, l'autre inférieure.

(1) Tuffier : *Traumatismes du rein*, 1889.

C'est là que nous rentrons spécialement dans notre sujet. A la rupture de la capsule propre du rein s'ajoute la rupture du péritoine. C'est un degré supérieur : le quatrième si l'on veut. Car la capsule rénale est unie au péritoine par la capsule adipeuse, ce qui fait, on peut dire, une capsule à trois étages. Il est vrai que l'union de la capsule rénale au péritoine est lâche, ce qui explique la rareté de la déchirure du péritoine à la suite de la rupture de la capsule propre du rein et de son parenchyme.

Donc, dans la rupture intra-péritonéale du rein, nous avons à décrire l'anatomie pathologique du côté du péritoine et l'anatomie pathologique du côté du rein.

I. — Anatomie pathologique du rein.

Après ce que nous avons dit de l'anatomie pathologique du rein dans les traumatismes simples, il nous reste peu de chose à y ajouter dans le cas qui nous occupe. Dans ce dernier cas, nous admettons deux variétés de rupture : rupture complète et rupture incomplète. Dans la première variété, le rein est sectionné en, au moins, deux parties, et presque toujours transversalement. Dans ce cas, une des parties sera supérieure, l'autre inférieure. Le plus souvent c'est une des extrémités qui est séparée du reste du rein. Dans l'observation 1, c'était l'extrémité supérieure qui était nettement séparée du reste du rein. Nous sommes heureux de pouvoir publier la figure que nous a communiquée M. le professeur Poncet.

Plus rarement la section est longitudinale. Dans tous

les cas les bords de la section sont plus on moins irréguliers; de ces bords partent souvent des fissures, plus ou moins petites et profondes.

Le pédicule peut être séparé complètement du rein. Les contusions et ruptures de l'uretère et du bassinet peuvent aussi exister, ainsi que celles de l'artère et de la veine rénale (V. obs. 3).

Dans les ruptures incomplètes, le rein n'est pas sectionné, mais simplement fissuré profondément. Pour qu'il y ait rupture concomitante du péritoine, cette fissure du rein doit se trouver à la face antérieure. Ces fissures ou déchirures de la face antérieure peuvent être la suite, la propagation des fissures de la face postérieure du rein, comme c'est le cas dans l'observation 2 de MM. Souligoux et Fossard. Lorsque les fissures et déchirures sont nombreuses, le rein est broyé.

Le parenchyme rénal peut avoir des foyers sanguins aux différents degrés que nous avons mentionnés au début de cet article. Des foyers purulents, des abcès peuvent aussi exister dans le même parenchyme.

La capsule du rein étant déchirée, il s'épanche autour du rein, dans la sphère adipeuse, du sang, souvent mélangé d'urine. C'est l'*épanchement sanguin ou urohématique périrénal*, plus ou moins abondant. Dans un cas de Letulle cet épanchement suivait les vaisseaux spermatiques jusqu'au canal inguinal. Dans une autopsie de Dumesnil l'épanchement s'était logé dans le cul-de-sac recto-vésical. Il est vrai que dans ces cas le péritoine n'était pas rompu, mais nous croyons que l'existence de ces propagations de l'épanchement est possible même lorsqu'il existe une rupture de péritoine.

Plus bas nous verrons qu'il existe toujours dans notre variété de rupture du rein un épanchement sanguin intra-péritonéal. Or, comment est possible la coexistence de deux épanchements? car la voie, vers la cavité péritonéale est plus facile à suivre pour le sang. Nous y avons réfléchi et pensons qu'il peut se faire qu'un caillot sanguin ou bien des adhérences secondaires péritonéales ferment cette ouverture du péritoine, empêchant plus ou moins complètement l'affluence du sang dans la cavité péritonéale. Dans ces cas l'hémorragie continuant, ou une hémorragie secondaire, seront des conditions favorables à la production de ces épanchements périrénaux. Dans tous les cas, s'ils ne sont pas constants, ils sont peu abondants et se font dans la capsule cellulo-adipeuse; si l'épanchement est abondant il peut soulever le péritoine en avant.

Ce sont ces hématomes qui peuvent suppurer. Dans l'observation 2, en faisant la néphrectomie, on remarqua un peu de suppuration dans l'atmosphère périrénale.

II. — Anatomie pathologique du péritoine.

La déchirure du péritoine correspond le plus souvent à la face antérieure du rein. Elle est plus ou moins longue et régulière ; les bords sont souvent jaunâtres, se nécrosant; tout autour, le péritoine est injecté. Il se forme des adhérences péritonéales autour de la déchirure. Quant à la direction de la rupture péritonéale, est-elle la même que celle du rein ? Nous ne pouvons pas nous prononcer, cela n'étant mentionné dans aucune observation.

Mais la chose capitale, la caractéristique dans les ruptures intra-péritonéales du rein, c'est l'épanchement sanguin ou uro-hématique intra-péritonéal. Le péritoine rompu, l'hémorragie rénale (interne) se fait dans la cavité péritonéale, en quantité très abondante. L'épanchement est donc le plus souvent très abondant et, si rien n'arrête l'hémorragie rénale, le malade mourra de cette hémorragie. Si elle s'arrête, c'est l'infection qui guette le péritoine et la suppuration de l'épanchement sanguin.

L'épanchement sanguin est fluide ou se prend en caillots. Par son abondance, il peut refouler le diaphragme en haut et produire le type costal de la respiration. C'est ainsi que les choses se sont passées dans l'observation 1 où le bord inférieur du foie était au niveau de la cinquième côte et, par conséquent, le diaphragme remontait très haut.

Nous avons remarqué plus haut que l'épanchement était sanguin ou uro-hématique. Dans l'observation 2 il était uro-hématique. Quelle est la cause de cette différence? M. Tuffier, par ses expériences, a émis l'opinion que les plaies, les traumatismes du rein ne sécrètent pas. C'est, du reste, ce qui se passe avec le foie, où les plaies, les ruptures plus ou moins profondes, ne donnent pas de bile. Il faut la section d'un canal excréteur assez volumineux pour que la bile sorte avec le sang. La même conclusion peut s'appliquer au rein. Lorsqu'un calice, le bassinet ou l'uretère sont lésés, l'urine, en quantité variable viendra se mélanger au sang.

III. — Lésions des organes voisins.

Dans ces traumatismes violents, il est des cas où d'autres organes abdominaux : la rate, le foie, le poumon, l'intestin, etc., sont lésés. On observe aussi la fracture des côtes ou de l'apophyse transversale de la première lombaire.

PHYSIOLOGIE PATHOLOGIQUE

L'évolution de l'épanchement intra-péritonéal est très différente. Il peut se résorber et disparaître, d'après Wegner. Mais le plus souvent il prépare l'infection du péritoine. L'urine dans le péritoine était généralement considérée comme produisant par elle-même une péritonite. Or les expériences de Vincent (1881), de Tuffier (1890), de Wegner (1) ont prouvé que l'urine aseptique est tolérée, comme la bile, par le péritoine. C'est par son action prolongée et renouvelée que l'infection du péritoine se produit. « Les recherches de Georges Wegner ont montré que dans les premiers instants d'un épanchement le péritoine absorbe le liquide avec une rapidité extraordinaire, et d'autant plus, que la présence d'un liquide étranger (bile, urine, etc.), irritant les anses intestinales, provoque des mouvements péristaltiques qui ont pour effet de diffuser le liquide dans tous les sens, sur toute la surface du revêtement péritonéal, comme l'enseigne Myrtl dans son Anatomie chirurgicale. Ce n'est que

(1) Wegner : *Arch. f. klin. Chirurgie*, Bd XX.

lorsque le pouvoir absorbant du péritoine est épuisé, lorsque les anses intestinales sont paralysées, du fait de l'inflammation, qu'une collection liquide peut se constituer » (Vincent) (1). Cette question nous la traitons plus longuement au chapitre du traitement (voir page 72) pour mettre plus en relief l'intérêt qu'il y a d'intervenir le plus tôt possible et de débarrasser le péritoine de l'épanchement uro-hématique.

Cicatrisation. — Dans les cas les plus favorables, malheureusement rares ou impossibles, dans lesquels un caillot bouche l'ouverture péritonéale, ou des adhérences péritonéales diminuent le danger du côté du péritoine, l'évolution des lésions du rein peut aller vers la cicatrisation par hypergenèse du tissu conjonctif. Les expériences de Maas, de Tuffier l'ont prouvé.

Entre les lèvres des plaies, transsude le sérum sanguin qui laisse exsuder la fibrine, laquelle comble vite les plaies. Les tubes urinifères, qui sont privés de leurs connexions habituelles, se mortifient ; les cellules épithéliales dégénèrent. Les cellules fixes du tissu conjonctif interstitiel poussent des prolongements à travers le magma fibrineux, formé par la transsudation sanguine. Les capillaires bourgeonnent aussi pour former des néo-capillaires à travers lesquels les leucocytes, par diapédèse, vont se transformer en cellules conjonctives. Au bout de quelque temps on trouve le foyer remplacé par une masse fibreuse cicatricielle.

(1) *Revue de chirurgie*, 1881, p. 453

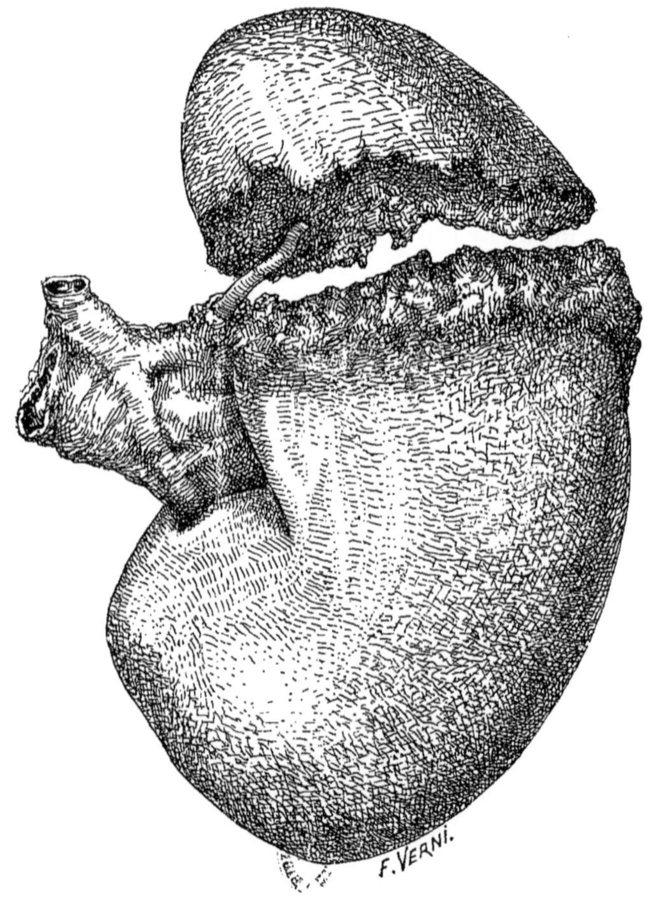

Figure communiquée par M. le professeur PONCET.

OBSERVATION I. — Rein gauche néphrectomisé. Extrémité supérieure séparée du reste du rein.

Suppuration. — Le rein lésé, en communication avec l'uretère et par suite d'un cathétérisme, peut suppurer. A l'autopsie la section du rein présente des abcès de différents volumes, pleins de pus fétide. Quelquefois le rein est complètement détruit par la suppuration. Chez le vivant, le pus formé dans le rein peut fuser vers les tubes urinifères, d'où la pyurie ; ou bien en dehors du rein d'où une pyonéphrose ou une péritonite intense.

VI

SYMPTOMATOLOGIE

Les violences qui provoquent ces traumatismes du côté du rein et du péritoine sont, comme nous l'avons dit, très intenses. Dans ces cas, elles produisent un ébranlement général du système nerveux, tel que la perte de connaissance n'y manque jamais. Cet ébranlement (choc) se traduit par des symptômes généraux.

Symptômes généraux. — Dans la plupart des cas les malades sont dans le collapsus. Le visage est pâle et décoloré, les pupilles dilatées, le nez pincé et refroidi ; la respiration troublée (dyspnée) ; le pouls est petit, mou, dépressible ; la peau est froide et recouverte de sueur ; les extrémités refroidies ; la température basse.

Les vomissements, les hoquets, les nausées, les éructations ne manquent presque jamais et persistent après que l'état de collapsus a disparu.

La température baissant (35° dans notre obs. 2) indique une hémorragie interne. Elle a donc une grande importance ; elle doit nous donner l'éveil dans la conduite à tenir. Si la température monte, on doit supposer l'infection.

L'état de collapsus disparu, on constate les symptômes locaux qui ont une très grande importance.

Nous analyserons les symptômes locaux du côté du péritoine et ceux du côté du rein.

I. — Symptômes locaux péritonéaux.

1° Réaction péritonéale. — Péritonisme. — Le péritoine déchiré, il se fait dans la cavité péritoniale un prompt et abondant épanchement quelquefois mélangé d'urine. Par suite de cet épanchement, le péritoine, irrité, réagit, quoiqu'il soit très tolérant pour les liquides aseptiques de l'économie. Cette réaction nous la constatons par les symptômes suivants (symptômes de péritonisme) :

a) *Douleur abdominale.* — On constate une douleur généralisée à tout l'abdomen ; elle est spontanée, plus ou moins intense, mais très exagérée par les palpations, même par le contact des couvertures ; par les mouvements, la toux, le hoquet, etc. Comme nous le verrons plus loin, elle est plus particulièrement intense dans une des régions rénales, là où a porté le coup.

Cette douleur est continue, mais subit de fréquentes exacerbations. La douleur peut diminuer ou disparaître, mais c'est un signe défavorable et trompeur, car lorsque les autres symptômes existent toujours, la suppression de la douleur est un indice de mort imminente.

b) *Ventre ballonné, météorisme, matité.* — Le ventre est tendu, ballonné ; les muscles contracturés. Les intestins, tendus de gaz, sont repoussés par l'épanchement sanguin, en avant. Par la percussion (sonorité) et par l'inspection on constate ce météorisme, plus ou moins prononcé. Si la douleur le permet, on peut constater de la matité dans les flancs, se déplaçant avec le changement de position du malade, et qui est due à l'épanchement péritonéal. Parfois le ventre est plat, les muscles abdominaux contracturés.

2° Symptomes a localisation éloignée, dus a l'excitation péritonéale ou a l'hémorragie interne

c) *Vomissements.* — Les vomissements sont presque toujours constatés. Ils ne tardent guère à suivre l'accident, se répétant, à intervalles plus ou moins rapprochés, dans la suite. De quantité variable, ils sont muqueux, de couleur jaunâtre, noirâtre ou enfin verdâtre. Ils sont très pénibles et douloureux, d'autant plus qu'ils accentuent la douleur abdominale. Ils appauvrissent beaucoup le malade.

d) *Hoquet, respiration.* — On constate souvent le hoquet qui contribue aussi à l'exacerbation de la douleur abdominale. La respiration est modifiée : accélérée ou ralentie et à type superficiel (le malade évite d'augmenter la douleur abdominale par de larges respirations).

e) *Circulation.* — La circulation est languissante ; le pouls est petit, filiforme, dépressible et très accéléré (à 100-120 et plus par minute). Parfois il est tellement petit et accéléré qu'on ne peut pas le sentir.

f) *La face.* — La face est très modifiée : les traits sont tirés, ce qui donne un facies grippé. Le malade présente une expression de grande frayeur.

3° Symptomes fonctionnels

g) *Constipation.* — Il nous semble que la fonction principale du péritoine par rapport à l'intestin est de faciliter à celui-ci le glissement dans ses mouvements péristaltiques et antipéristaltiques et par conséquent d'aider à la fonction de l'intestin dans l'absorption et dans la déjection des matières inabsorbables. Le péritoine, gêné par l'épanchement sanguin intra-péritonéal, ne pourra plus suffire dans les fonctions sus-indiquées ; de là, la constipation qui se rencontre presque toujours dans les ruptures intra-péritonéales du rein. On peut aussi expliquer la constipation par la paralysie intestinale. A cause de l'inflammation péritonéale, les muscles intestinaux voisins se paralysent et par conséquent, les mouvements péristaliques ne pouvant pas s'accomplir, la constipation est constituée.

h) *Bouche, langue.* — Par suite des troubles intestinaux (d'absorption) et stomachiques, la bouche est pâteuse, le malade peut à peine parler, la langue est saburrale.

4° Déplacement des organes abdominaux

Comme nous l'avons dit pour l'intestin, d'autres organes sont déplacés par l'épanchement péritonéal. Dans l'observation 1 le foie était poussé bien en haut ; son bord inférieur était au niveau de la cinquième côte, ce qu'on a constaté par la percussion et en faisant la laparotomie. Le diaphragme peut être géné dans ses mouvements et de ce fait la respiration est modifiée (respiration superficielle à type costal).

II. — Symptômes locaux du côté du rein et de la région rénale traumatisée.

Une contusion, une rupture incomplète ou complète du rein est suivie nécessairement d'une hémorragie plus ou moins intense, par suite de la section de vaisseaux plus ou moins importants. Cette hémorragie est la cause des symptômes que nous venons d'esquisser et d'autres encore que nous allons décrire : l'hématurie, la tuméfaction lombaire et l'ecchymose. D'autre part, par les expériences de M. Tuffier, il a été prouvé que le rein est sensible : d'où douleurs rénales lorsque celui-ci a été lésé. Donc, dans cet article, nous allons examiner les très importants symptômes, les symptômes capitaux, qui dominent la symptomatologie de la rupture rénale et par la réunion desquels le diagnostic est possible.

1° Hématurie. — Le sang produit par l'hémorragie rénale suit deux voies dans la rupture intra-péritonéale du rein. La première voie, par l'ouverture du péritoine, est tout indiquée, d'où l'épanchement péritonéal si dangereux et dont les symptômes sont décrits plus haut.

La seconde est celle que l'urine suit à l'état normal : bassinet, uretère, vessie, etc., d'où le pissement de sang, l'hématurie que nous allons décrire avec les détails que sa très grande importance mérite.

L'hématurie suit presque immédiatement l'accident qui a provoqué le traumatisme grave du rein. Elle est constante et dure, par la suite, un temps très variable. Mais cette régularité n'est pas de rigueur, car l'apparition de l'hématurie peut tarder de quelques heures, jusqu'au lendemain ou quelques jours. Un caillot sanguin peut avoir bouché l'uretère ou se trouver dans la vessie et ce n'est qu'après cathétérisme que l'hématurie apparaît. Ou bien, surtout dans notre genre de rupture du rein, le sang peut beaucoup plus facilement s'épancher dans la cavité péritonéale et l'atmosphère péritonéale, etc., que suivre la voie, plus difficile à parcourir, du cours normal de l'urine.

L'hématurie peut faire complètement défaut. Cela par les mêmes causes que nous avons données pour le retard. Supposons encore que l'uretère ait été complètement séparé du rein, le sang ne saurait le franchir, d'où défaut d'hématurie. Ce défaut d'hématurie peut nous tromper dans le diagnostic, mais les signes d'hémorragie interne doivent nous tenir en garde. D'autres signes, comme la tumeur lombaire, la sensibilité douloureuse, toute particulière dans la région du rein, pourront nous permettre de déterminer la véritable cause de tous les symptômes.

Qualité. — L'urine peut être ou faiblement colorée en rouge, ou noire et fluide ; ou bien n'être que du sang presque pur, quelquefois en caillots. Cela veut dire que, dans le premier cas, peu de sang passe dans les voies urinaires et dans le second, l'abondance de l'hématurie est plus considérable.

Durée. — La durée de l'hématurie est très variable ; au bout de deux à cinq jours ordinairement elle cesse. Mais il y a des cas où elle a été très prolongée, ce qui constitue pour le malade un danger très grave par l'anémie qu'elle cause ; d'autres fois, elle prend le type à répétition cessant et réapparaissant invariablement : mais n'anémiant pas moins le malade. C'est par l'oblitération de l'uretère, par des caillots sanguins qu'on explique ces intermittences. Elles sont accompagnées souvent de véritables coliques néphrétiques.

Abondance. — L'abondance de l'hématurie est variable mais elle est rarement assez abondante pour constituer, à elle seule, un danger immédiat de mort par hémorragie si ce n'était cette hémorragie interne se faisant dans le péritoine et qui constitue le véritable danger pour le blessé.

Évolution de l'hématurie. — En résumé, l'hématurie suit ordinairement l'accident et dure quelques jours.

L'écoulement sanguin diminue par degré, jusqu'à ce que les urines deviennent aussi limpides que les urines normales. Elle peut faire défaut ou apparaître après avoir manqué, ce qui constitue l'hématurie retardée ou secondaire. On a constaté aussi des hématuries intermittentes. La grande abondance de l'hématurie signifie gravité de la lésion rénale.

Après l'hématurie nous passons rapidement sur un autre signe qui a la même origine que celle-là, mais qui n'a pas la même constance et, par conséquent, la même importance. C'est de l'ecchymose que nous voulons parler.

2° Ecchymose. — Elle peut être primitive ou tardive, d'importance et signification toutes différentes. L'ecchymose primitive est due à la rupture de vaisseaux de la paroi abdominale et peut servir à nous montrer où a porté exactement le coup vulnérant. Elle apparaît peu de temps après l'accident.

L'ecchymose tardive se montre quelques jours après l'accident. Elle peut manquer, surtout dans les ruptures intra-péritonéales du rein, et est due à la propagation du sang épanché dans le tissu cellulaire sous-péritonéal.

Elle se montre, à l'extérieur, en des sièges variables à la région lombaire, au niveau du canal inguinal, à la racine de la verge, le long du côlon, dans les bourses. Lorsque l'ecchymose siège à la région lombaire, ce qui est plus rare, et qu'elle a une étendue assez large, sans lésion de la colonne vertébrale ou des côtes, elle a, dans ces cas, selon M. Tuffier (1), une importance très grande pour le diagnostic certain de lésion du rein, car aucune autre lésion ne pourra nous donner une hémorragie si abondante.

(1) Tuffier : *loco citato*.

3° Tuméfaction lombaire. — Elle peut être difficile à constater à cause des douleurs qu'on provoque par l'exploration. Pour la constater M. Tuffier conseille de mettre le malade sur le dos, les cuisses à demi fléchies, pour le relâchement de la paroi abdominale. Dans cette position on doit pratiquer le palper bimanuel : avec une main en arrière sur la région lombaire et l'autre en avant, sur la paroi abdominale, en appuyant *lentement*, *constamment et progressivement*, avec précaution pour ne pas provoquer d'hémorragie nouvelle.

La tumeur lombaire est constituée ou bien par le rein augmenté de volume, ou bien par l'épanchement sanguin périrénal. La tumeur qu'on sentira par l'exploration bi-manuelle sera donc due à une *hématonéphrose* ou à une *tuméfaction périrénale* et aura des caractères différents. Dans le premier cas on aura senti une tumeur arrondie, de la grosseur du poing, mobile, rappelant le rein par sa forme et sa situation. C'est le rein augmenté de volume par le sang épanché en foyer. Lorsque le rein est sectionné, des caillots sanguins s'interposant entre les parties, l'augmentation de volume du rein sera constituée.

Dans le second cas on trouve une tuméfaction plus considérable, très diffuse, allongée verticalement et se prolongeant vers la fosse iliaque. Elle est dure et immobile, repousse en avant le péritoine. Elle est due à l'épanchement sanguin dans le tissu cellulaire périrénal. Dans les ruptures intra-péritonéales du rein, nous faisons des réserves sur la possibilité de la formation d'un hématome périrénal et, par conséquent, sur la tuméfaction lombaire. (V. *Anatomie pathologique*, p. 31).

Le sang, au lieu de se collecter autour du rein, peut fuser de proche en proche, aller jusqu'à la fosse iliaque et y constituer un empâtement qu'on sent avec la main. Il peut aller dans le petit bassin, entre le rectum et la vessie et, dans ces cas, l'épanchement doit être recherché par le toucher rectal ou vaginal. Enfin il forme les ecchymoses tardives.

3° Douleur lombaire. — Comme nous l'avons dit précédemment, le malade sent une douleur généralisée à toute la paroi abdominale. Mais il y a un endroit où la douleur est plus particulièrement intense, c'est la région du rein lésé. Elle est spontanée et très augmentée par la palpation, les mouvements, etc. Elle empêche souvent l'exploration et le chloroforme sera nécessaire pour abattre la contraction réflexe de la paroi abdominale. Au moment de l'accident cette douleur a été déjà sentie par le malade. Le malade pour l'éviter se couche sur le côté sain, la respiration en devient superficielle. La douleur s'irradie le long de l'uretère, dans les cuisses et provoque la rétraction des testicules. La douleur lombaire cesse progressivement, réveillée toujours d'ailleurs par la pression, mais des exacerbations spontanées peuvent se produire et prendre le caractère d'accès de coliques néphrétiques, à début brusque, s'irradiant le long de l'uretère, qui sont dues à la migration des caillots sanguins à travers l'uretère. Une hémorragie secondaire peut de nouveau provoquer la douleur.

Quelle est la cause de cette douleur ? Le rein est sensible, les expériences de M. Tuffier l'ont prouvé. Des phénomènes réflexes : l'arrêt de la sécrétion urinaire, la contraction de la paroi abdominale, etc., à point de départ du côté du rein, plaident en faveur de l'existence de nerfs sensibles du rein.

Symptômes fonctionnels.

La fonction physiologique des reins est l'élimination des matériaux solubles et inassimilables de l'économie qui se trouvent dans l'urine. Or les reins lésés par les traumatismes présentent des troubles dans leurs fonctions de sécrétion. Ces troubles se trahissent par les modifications quantitatives et qualitatives des urines.

1° Modifications quantitatives des urines. — La quantité normale de l'urine recueillie en vingt-quatre heures est de 1.500 grammes environ. Dans les traumatismes du rein cette quantité peut diminuer (oligurie) ou disparaître (anurie).

Oligurie. — M. Albaran (1) remarque que la quantité de l'urine est souvent diminuée par suite de lésions du rein.

Elle peut descendre à 300-400 grammes dans les vingt-quatre heures; dans l'observation 2 elle était descendue à 150 grammes. La durée de cette oligurie peut être de quelques jours ; elle devient ensuite normale ou même dépasse la normale. Cette polyurie, persistant quelques

(1) Albaran : Traumatisme du rein. *Traité de chirurgie*, Le Dentu et Delbet, t. VIII.

jours, doit être attribuée à des phénomènes d'excitation réflexe ; la diminution de la quantité d'urine s'explique parce que le rein blessé ne fonctionne plus. D'autre part un caillot sanguin dans l'uretère contribue aussi à l'oligurie.

Pour apprécier la quantité de l'urine dans les hématuries on doit toujours prendre en considération la quantité de sang.

L'*anurie* est plus rare, très rare, de durée moindre et s'explique par des phénomènes inhibitoires, causés par le traumatisme. Dans d'autres cas on doit soupçonner des lésions traumatiques bilatérales de l'uretère et du rein. Dans le cas de Moxon on a constaté l'oblitération des deux artères rénales.

Lorsque l'anurie persiste on doit conclure que le malade avait un rein unique ou que le rein non blessé était malade.

2° Modifications qualitatives des urines. — Normalement limpides et colorées depuis le jaune le plus clair jusqu'au plus foncé et même brunâtre, les urines dans les traumatismes rénaux sont colorées en rouge par le sang ou tout à fait noirâtres. Quelquefois elles sont mélangées à des caillots sanguins, l'apparition du pus indique la suppuration du rein.

Pendant l'hématurie il existe dans l'urine de l'albumine et souvent des cylindres granuleux, ces cylindres sont dus à la dégénérescence de l'épithélium des tubes urinifères lésés. L'existence de ces cylindres en dehors de l'hématurie et plusieurs jours après elle, doit faire craindre une néphrite traumatique.

Par suite de la diminution de l'excrétion des substances nuisibles, il est nécessaire que ces substances soient rejetées de l'organisme. C'est la peau qui physiologiquement supplée le rein dans plusieurs circonstances.

Dans le cas de lésions traumatiques du rein, M. Gérard-Marchant a attiré en 1889 l'attention sur ce que les malades présentent des sueurs abondantes. La sueur contient des substances qui se trouvent dans l'urine.

VII

COMPLICATIONS

La rupture intra-péritonéale du rein est une lésion assez grave et compliquée pour que l'intervention nécessaire laisse se développer d'autres complications et beaucoup des symptômes que nous avons décrits. Mais il est des cas où l'on n'est pas intervenu, où l'on ne pourra pas intervenir et où des circonstances favorables peuvent prolonger l'existence de quelques jours et même sauver le malade. C'est dans ces cas que des complications peuvent survenir, complications que nous allons étudier.

Il existe deux sortes de complications : complications septiques et aseptiques.

A. — Complications septiques

Fidèle à la méthode que nous avons suivie jusqu'à présent, nous étudierons les complications qui surviennent du côté du péritoine et celles qui surviennent du côté du rein.

I. — Complications infectieuses péritonéales. Péritonite.

Le péritoine peut s'infecter, et l'épanchement sanguin ou uro-hématique suppurer, par différents modes. Les germes pathogènes peuvent infecter le péritoine par la voie urinaire ascendante ; c'est ainsi que presque toujours l'infection *péritonéale* survient et l'on incrimine le cathétérisme fait d'une façon non aseptique. La propagation de proche en proche des microbes de la flore intestinale, à travers la paroi intestinale, devenue plus transmissible par suite de l'irritation péritonéale et la paralysie musculaire intestinale est aussi possible. On a incriminé aussi la voie sanguine ; mais l'infection par cette voie doit être pour le moins très rare. L'inflammation d'un organe voisin du péritoine peut aussi infecter ce dernier.

Une péritonite très aiguë suit l'infection et la mort ne tarde pas à arriver.

Les symptômes que nous avons décrits au chapitre du péritonisme sont très augmentés et vont en s'accentuant. Le malade frissonne, la face se cyanose, les yeux paraissent s'enfoncer dans les orbites, le nez se pince, les extrémités se refroidissent, le visage et tout le corps se couvrent de sueurs ; le nez, les oreilles sont glacés ; le derme sous-unguéal est noirâtre.

L'état nauséeux est incessant ; les vomissements sont biliaires : verdâtres et amers. Ils deviennent fécaloïdes et fétides et on les a pris pour ceux d'une obstruction intestinale. La constipation est absolue. La langue est sèche et la soif ardente.

L'abdomen est ballonné, météorisé ; la paroi abdominale distendue est peu douloureuse, le malade étant insensible aux douleurs.

Le pouls devient de plus en plus rapide et filiforme ; il est tellement petit et accéléré qu'on n'arrive pas à le trouver et à compter les pulsations.

La température monte à 39°-40°, se maintient vers 38° ou baisse assez souvent à 35°.

La mort, presque fatale, arrive dans vingt-quatre à quarante-huit heures, dans le collapsus le plus complet.

A l'autopsie l'épanchement intra-péritonéal est purulent. De fausses membranes et des adhérences ont commencé à se former. L'injection des vaisseaux péritonéaux et sous-péritonéaux est considérable.

II. — Complications septiques rénales et péri-rénales.

L'atmosphère péri-rénale et le rein lui-même peuvent d'abord être infectés. C'est le cathétérisme provoquant la cystite, qu'on accuse d'avoir, par voie ascendante, infecté le rein. La voie sanguine n'est pas à négliger. Il existe des observations de pyélonéphrite et d'inflammation des hématomes péri-rénaux sans que le malade ait été sondé.

Par propagation le péritoine peut s'infecter en produisant le tableau que nous venons de décrire.

Mais le péritoine, à cause des adhérences se formant au

niveau de la déchirure péritonéale, peut ne pas être infecté, et alors nous aurons les types suivants : abcès péri-néphrétique et pyélo-néphrites.

1° Abcès péri-néphrétique. — C'est l'inflammation et la suppuration du tissu cellulaire et de l'hématome péri-rénal. Cet abcès peut survenir par infection ascendante ou par voie sanguine. M. Albaran a produit des abcès péri-néphrétiques en injectant des microbes septiques dans les veines d'un cobaye.

Il peut être primitif, c'est-à-dire suppurer sans inflammation d'aucun des organes voisins, et a les mêmes symptômes que le phlegmon périnéphrétique. On le confond assez longtemps avec la lésion causale, car les symptômes sont presque les mêmes : douleur, tuméfaction lombaire, fluctuation, etc.

La température monte et présente les oscillations habituelles des suppurations internes. Les frissons, simulant des accès de fièvre intermittente. sont fréquents.

La douleur siège dans la région rénale traumatisée, s'irradie vers la cuisse, dans les bourses. etc. Elle est spontanée et présente des exacerbations, provoquées par les mouvements, la respiration, la pression avec la main sur la région lombaire ou en avant, au-dessous des côtes.

La tuméfaction est nettement perçue lorsque l'abcès est formé. A l'inspection, on peut voir la voussure de la région lombaire. A la percussion, matité au niveau de la tuméfaction.

Quant à la fluctuation, elle est tardive ; c'est la transformation purulente de l'abcès ; mais l'intervention aura déjà eu lieu avant qu'elle soit formée.

2° PYÉLO-NÉPHRITES. — C'est l'inflammation et la suppuration de la glande rénale elle-même. Elles sont beaucoup plus fréquentes et souvent c'est par une cystite que l'infection du rein survient. « Après une hématurie abondante, ayant souvent nécessité le cathétérisme pour l'extraction des caillots vésicaux, le malade est pris de quelques frissons, l'urine se trouble, devient fétide, purulente; des fragments de caillots sont expulsés d'abord, puis une suppuration des voies urinaires se manifeste. » (Tuffier.)

Cette suppuration du rein, qui se traduit par des oscillations rémittentes de la température présente deux formes : une forme aiguë et une forme chronique.

Après un frisson, la température, monte à 39° ou 40°, la peau se sèche, est chaude; les yeux brillants; la langue, chargée d'un enduit saburral, est rouge sur les bords : la soif est vive; l'appétit nul, la constipation opiniâtre; la température se maintient toujours vers 39°-40° ; le malade s'agite, délire. La mort peut survenir avec une hyperthermie de 41°. C'est la forme aiguë.

A la forme aiguë peut faire suite la forme chronique, qui évolue presque sans température ou avec une température oscillant autour de 38°. C'est l'état du tube digestif qui indique les troubles du côté du rein : la bouche et la langue présentent les signes qui sont dus aux troubles digestifs : la langue est sale, la bouche pâteuse, la salive rare, acide, favorable au développement du muguet ; le pharynx est rouge, sec, luisant. A cause de ces troubles la mastication devient difficile, la parole est embarrassée, l'estomac est flatulent ; le ventre se ballonne, la constipation est la règle et quelquefois fait place à une diarrhée fétide. L'ensemble de ces troubles du tube digestif, la pyurie, etc., font juger de la gravité de cette complication.

3° CYSTITE. — Nous devons mentionner la cystite qui est presque toujours la cause des complications que nous avons décrites. Il se forme toujours dans la vessie, dans les hématuries d'origine rénale et traumatique, des caillots qui stagnent et obturent le col de la vessie, d'où retention. Cette stagnation et rétention préparent la vessie à la culture facile de différents microbes qui y seront transportés par le cathétérisme mal fait le plus souvent. Une fois la cystite déclarée, la vessie pourra servir de foyer d'infection ascendante pour le rein, sa capsule adipeuse, etc.

La fréquence des mictions et les douleurs sont les symptômes caractéristiques de la cystite. Les douleurs précèdent, suivent ou accompagnent la miction ; elles s'irradient au bout de la verge, à l'hypogastre, au périnée.

Par la pression hypogastrique. par le toucher rectal ou vaginal on provoque de la douleur, alors qu'à l'état normal la vessie est insensible. La marche, la voiture, le seul fait de s'asseoir brusquement, réveillent chez ces malades la douleur cystique. L'urine est trouble, purulente. Le pus sort mélangé à l'urine surtout au commencement et à la fin de la miction. L'hématurie n'est pas constante ; si elle existe, c'est dans les dernières gouttes de la miction qu'on aperçoit des caillots ou des filaments sanguins.

B. — Complications non infectieuses

Nous ne nous appesantirons pas longuement sur ces complications, car nous croyons qu'elles ne sont guère possibles dans notre genre de rupture du rein.

1° Néphrite traumatique. — Elle est caractérisée par la polyurie persistante, par l'albuminurie et par la présence dans l'urine de cylindres granuleux ou hyalins. L'anasarque généralisée peut s'observer. M. Potain a signalé plusieurs cas d'hémianasarque du côté traumatisé.

Évolution. — La néphrite traumatique évolue dans certains cas rapidement, dans d'autres, elle a une longue évolution. M. Albaran (1) pense que le traumatisme n'a fait que pousser, réveiller la néphrite jusque-là latente.

2° Hydronéphrose traumatique. — Par un caillot bouchant l'uretère, par une cicatrice rétrécissant le même canal, ou enfin par compression, le cours de l'urine est empêché; alors cette urine distend le bassinet et le rein d'où l'hydronéphrose. Elle évolue le plus souvent silencieusement, le malade s'en aperçoit lorsqu'elle acquiert un volume assez appréciable pour causer des tiraillements et de la gêne.

La palpation permet de constater sa rétinence, sa fluctuation, l'irrégularité et la lobulation de la tumeur arrondie. On constate aussi le ballottement rénal.

(1) Albaran : *l. c.*

Par la percussion, elle est mate et cette matité ne change pas avec la position du malade.

3° PSEUDO-HYDRONÉPHROSE TRAUMATIQUE. — C'est la collection d'urine autour du rein. D'après M. Albaran, elle serait favorisée par la rupture de l'uretère ou du bassinet. On peut la soupçonner par la constatation de la fluctuation dans la fosse iliaque, après un traumatisme récent. Par la ponction, on retire un liquide sanguinolent ou clair contenant une grande quantité d'urée.

VIII

A. — MARCHE

Dans ces traumatismes graves, où l'ébranlement nerveux, le choc traumatique est intense, où l'hémorragie interne se fait à l'intérieur de la cavité péritonéale, ce qui aggrave singulièrement le pronostic, le blessé peut succomber peu de temps après dans le collapsus. S'il survit, si le collapsus se dissipe, ce ne sera qu'une rémission de quelques jours, car l'état de ces malades est très précaire et est menacé de mort par hémorragie interne, hématuries abondantes ; péritonite aiguë, néphrite suppurée ; urémie si le rein non traumatisé est malade et ne fonctionne pas ou s'il existe une anurie persistante, etc. Une intervention peut éclaircir le tableau et sauver le malade. Donc dans la marche des ruptures intra-péritonéales du rein trois cas peuvent se présenter.

Dans le premier le blessé meurt immédiatement ou peu de temps après sans qu'on l'ait même examiné : il meurt par le choc, par l'hémorragie interne intra-péritonéale. Il est très évident qu'on ne peut rien pour changer la marche de ce type aigu.

Dans le second cas, on laisse le malade au traitement médical et à l'expectative. A la rigueur, un épanchement péritonéal, peu abondant, ne se renouvelant pas, peut se résorber et ce cas peut évoluer comme une rupture intra-péritonéale du rein. Roux (de Lausanne) a publié dans la *Revue médicale de la Suisse Romande* (1894) une observation d'une contusion très légère du rein avec épanchement sanguin intra-péritonéal qui s'est rapidement résorbé. Nous avons pensé qu'il était utile de publier cette observation dans notre travail comme exemple de résorption de l'épanchement sanguin. Peut-être s'agissait-il d'une rupture du péritoine si minime fût-elle ? Cela est possible, mais nous n'osons pas nous prononcer.

Mais on ne doit pas compter sur une marche aussi heureuse. Trop de conditions doivent y concourir : épanchement peu abondant, ne se renouvelant pas, blessé vigoureux, etc. Dans tous les cas on ne peut jamais savoir d'avance comment évoluera l'épanchement : sera-ce vers la résorption (très rare), sera-ce vers la suppuration ?

Le plus souvent l'épanchement sanguin intra-péritonéal, l'hémorragie interne, sont très abondants, la réaction péritonéale de plus en plus intense ; toutes ces conditions mettent le malade dans un état très précaire, la faiblesse est grande, la circulation défectueuse et languissante, la respiration troublée, l'anémie intense.

Dans ces conditions, le malade résiste peu à l'hémorragie interne dont il peut mourir. Il est dans les meilleures conditions pour l'infection qui survient souvent. La péritonite suraiguë met vite fin au peu de jours que le malade a passés depuis son traumatisme.

Tout autre sera la marche dans le troisième cas.

Comme nous l'avons vu. le danger imminent est l'hémorragie et le péritoine ouvert à l'infection. Une laparotomie pour débarrasser le péritoine de son épanchement; une intervention du côté du rein pour arrêter l'hémorragie et l'épanchement ultérieur, sont les indications qui changeront la marche de l'état du malade.

Le péritoine drainé à la Mikulicz ne s'infectera pas ou du moins aura bien moins de chances de s'infecter; l'hémorragie arrêtée n'anémiera plus le malade, et d'autre part, le rein enlevé ne sera plus une menace de foyer d'infection. Le malade peut ainsi guérir. C'est ainsi que dans l'observation de MM. Souligoux et Fossard, le malade après une laparotomie et un drainage intra-péritonéal de la plaie rénale, conservant le rein d'abord, le néphrectomisant ensuite, a guéri au bout de trois semaines. Le malade de M. le professeur Poncet avait largement bénéficié de l'intervention pratiquée par M. Delore, et allait très bien pendant dix jours: mais une infection secondaire l'a emporté.

Il est entendu que le malade reste sous le coup de la gravité d'interventions nécessaires aussi graves que la laparotomie, la néphrectomie, etc.; mais lorsque le malade court des dangers plus graves elles seront décidées.

La marche heureuse que l'intervention chirurgicale peut nous faire obtenir pourra être arrêtée par une infection secondaire, comme c'est le cas dans l'observation 1. La cavité thoracique n'est séparée de la loge du rein que par un plan cellulo-graisseux parcouru par des lymphatiques. C'est pour cette raison qu'une pleurésie, une broncho-pneumonie, etc., peuvent survenir, avec point de départ le plus souvent du côté du rein. Lorsqu'une telle infection se déclare, la température monte et le malade, déjà bien affaibli, anémié, ne pourra plus faire les frais de cette infection et succombera.

En résumé la marche des ruptures intra-péritonéales du rein est, dans tous les cas, très épineuse ; lorsqu'on intervient à temps, on a le plus de chances de sauver le malade qui guérit, dans ce cas, en trois semaines ou un mois.

B. — PRONOSTIC

Le pronostic des ruptures intra-péritonéales du rein est des plus graves. Ce qui fait la gravité de ces ruptures, bien moins graves lorsqu'elles sont extra-péritonéales, c'est l'hémorragie se faisant à l'intérieur du péritoine, c'est l'épanchement sanguin péritonéal, qui à la rigueur peut se résorber, mais qui prépare presque toujours le terrain à une infection certaine, laquelle amène une péritonite à pronostic fatal.

Pour M. Tuffier ces hémorragies, ces épanchements sont mortels. « Ce qui constitue une gravité toute particulière, en cas de rupture de la capsule et d'hémorragie, c'est la déchirure du péritoine. Heureusement, c'est un fait rare (5 observations). L'épanchement sanguin est alors très considérable, et les malades succombent en quelques heures à l'hémorragie intra-péritonéale. » (Tuffier, *Traumatismes du rein*, p. 14).

Cette opinion est trop absolue.

Voici l'opinion de L. Edler dans son article : *Die traumatischen Verletzungen der parenchymatœsen Unterleibsorgane* (1). « Le pronostic des lésions intra-péritonéales du rein est très mauvais : celui des blessures ouvertes est encore pire que celui des blessures sous-cutanées et plus encore que pour les autres glandes abdominales : cependant ces ruptures intra-péritonéales ne sont pas absolument mortelles. »

Quant à la statistique de la mortalité, il est très difficile de se prononcer. Pour Edler la mortalité des lésions extra-péritonéales est de 30,4 p. 100 ; celle des lésions intra-péritonéales de 80 p. 100.

L'intervention qui s'impose à cause de l'épanchement sanguin intra-péritonéal, améliorera peut-être le pronostic, mais celui-ci doit être toujours réservé, même dans le cas d'intervention.

L'hémorragie qui se fait dans les ruptures intra-péritonéales du rein est très abondante, à cause des profondes et complètes déchirures du rein dans lesquelles, par conséquent, de gros vaisseaux sont rompus. Cette hémorragie est très menaçante ; elle anémie vite le malade qui, par conséquent, résistera moins au choc, à la réaction péritonéale et à l'infection. Grawitz a réuni 16 cas de mort par hémorragie survenue d'une demi-heure à quinze heures après le traumatisme. Dans les 17 cas d'hémorragie mortelle cités par Gérard-Marchand et Aldibert, il y eut 12 morts par hémorragie primitive et 5 par hémorragie secondaire.

(1) *Archiv für klinische Chirurgie*, XXXIV, 1887, p. 805.

Donc l'hémorragie abondante est pour beaucoup dans le pronostic si grave des ruptures intra-péritonéales du rein. Arrêter cette hémorragie sera un des problèmes de l'intervention.

Complications. — Une des plus graves complications, à pronostic fatal, c'est l'infection du péritoine, la péritonite aiguë. Avec un épanchement sanguin et encore plus avec un épanchement uro-hématique, on doit toujours la craindre, car le péritoine ne se trouve plus dans les conditions naturelles et est plus apte à être infecté. Dans le traitement, on doit avoir en vue cette complication et décider la conduite à tenir. Le moment de l'intervention sera choisi le plus tôt possible, car on ne sait pas combien de temps après le traumatisme se fera l'infection. Peut-être le péritoine est-il déjà infecté au moment de l'intervention et l'unique traitement de cette péritonite est le traitement chirurgical.

Les autres complications : abcès du rein, abcès périnéphrétiques sont non moins dangereuses, car, en fin de compte, elles aboutissent aussi à la péritonite ou bien constituent des foyers purulents des plus graves.

Il est évident que l'état de santé antérieur du malade influencera beaucoup le pronostic. Un homme vigoureux résistera bien mieux au choc, à l'hémorragie, même à l'infection qu'un homme chétif, anémié ou prédisposé aux suppurations par un mauvais état général dû à la tuberculose ou autres maladies infectieuses.

Si le rein non traumatisé est lui-même malade, ou s'il n'y a qu'un seul rein et qu'il soit traumatisé, le pronostic est fatal. Car si l'on s'aperçoit de cela on n'interviendra pas ; si l'on intervient par la néphréctomie le malade mourra par urémie — le résultat est le même dans les deux cas.

Dans les lésions multiples des organes abdominaux le pronostic s'aggrave singulièrement. Les blessés meurent par hémorragie abondante peu de temps après l'accident.

En résumé le pronostic des ruptures intra-péritonéales du rein est grave, mais non absolument fatal. Il sera évidemment plus grave, presque fatal, à cause de l'hémorragie interne, de l'infection péritonéale, si l'on abandonne le malade au traitement médical et à l'expectation. Une intervention chirurgicale changera la situation du malade, mais le pronostic doit être quand même réservé.

IX

DIAGNOSTIC

Tout d'abord l'accident connu ; l'existence des symptômes du péritonisme : douleurs abdominales généralisées, ballonnement, météorisme du ventre ; vomissements abondants et persistants ; faciès plus ou moins grippé ; petitesse et accélération du pouls, hypothermie, constipation, etc., tous dus à l'irritation du péritoine par l'épanchement sanguin ; d'autre part la triade symptomatologique des ruptures du rein : hématurie, douleur lombaire s'irradiant le long de l'uretère, vers la cuisse, et tuméfaction lombaire, nous mettront le plus facilement dans la voie du diagnostic de rupture intra-péritonéale du rein.

La coexistence des symptômes persistants dus au péritonisme avec les symptômes dus à la lésion rénale, sera suffisante pour le diagnostic des ruptures intra-péritonéales du même organe.

Mais lorsque les symptômes que nous avons décrits ne sont pas au complet, le diagnostic reste en suspens. Du côté du péritoine, avec un abondant épanchement, le doute ne sera pas possible. Lorsqu'il se fait un petit épanchement qui donne des symptômes incertains et qui disparaissent rapidement on pourra conclure à la résorption de l'épanchement.

Mais d'où vient l'épanchement? Car il peut provenir de la rupture du foie, de la rate, de l'intestin, etc. ; c'est là le véritable diagnostic à faire. Comme nous l'avons dit plus haut, lorsqu'un agent vulnérant a porté sur la région du rein et qu'une douleur lombaire s'irradiant et une hématurie appréciable s'ensuivent le diagnostic de rupture ou contusion du rein est presque certain. Supposons maintenant qu'il y ait séparation de l'uretère et du rein, bouchure par caillots sanguins du même canal, rétention d'urine par les caillots sanguins dans la vessie, l'hématurie alors fera défaut. Dans le premier cas elle sera retardée jusqu'à un cathétérisme ou jusqu'à ce que le caillot de l'uretère ait parcouru le canal en provoquant une colique néphrétique.

Dans ce cas la douleur lombaire même existant, le diagnostic sera suspendu jusqu'au moment où l'émission d'urine sanguinolente ou une véritable hématurie apparaissent. Dans le cas contraire, cas où l'hématurie fait défaut, on recherchera la tumeur lombaire, l'ecchymose tardive pour se persuader que la douleur lombaire ne peut provenir que du rein lésé et pour asseoir son diagnostic. En palpant soigneusement le rein on provoquera une douleur qu'on ne pourra expliquer que par une rupture de l'organe. L'oligurie persistante, la présence de quelques globules rouges dans les urines serviront à notre diagnostic.

Donc si l'hématurie fait défaut après le cathétérisme on doit s'attacher avec soin à découvrir les moindres signes d'hémorragie interne : tuméfaction, empâtement lombaire, tumeur recto-vésicale. Les urines seront mises de côté, pesées et analysées pour voir s'il y a ou non oligurie.

Existe-t-il d'autres organes abdominaux traumatisés ? Il sera très difficile de le savoir. Des douleurs localisées au niveau du foie, de la rate pourront faire supposer les lésions. Dans le cas de choc qui a porté sur le côté et a déchiré le rein droit et le foie, le blessé ne pourra guère survivre à l'hémorragie interne qui suivra. De même pour le côté gauche avec lésions concomitantes du rein gauche et de la rate.

Dans le doute et dans tous les cas où le diagnostic est incertain, les accidents menaçant la vie du malade à bref délai, si l'état du malade le permet, la laparotomie exploratrice sera pratiquée. Elle nous révélera toutes les lésions causées par le traumatisme et nous guidera dans la conduite à tenir : tamponnement ou suture du rein si les lésions du rein sont peu étendues, néphrectomie, si le rein est sectionné ou broyé. Ces interventions du côté du rein seront pratiquées immédiatement après la laparotomie.

Complications. — La plus fréquente et la plus dangereuse, parce qu'elle aboutit fatalement à la mort, est la péritonite suraiguë. Tous les symptômes que nous avons décrits au chapitre du péritonisme, au lieu de diminuer, persistent et s'aggravent. La température monte à 40°, 41° ; la peau est sèche, les extrémités, le nez, les oreilles sont refroidies ; le pouls très accéléré est imperceptible, la respiration accélérée, la douleur abdominale n'existe plus : le malade est insensible et meurt dans les vingt-quatre ou quarante-huit heures dans le collapsus le plus complet.

Les suppurations rénales et périrénales sont caractérisées par les symptômes de suppuration interne, la température s'élève et oscille, les douleurs de foyer augmentent, la quantité d'urine diminue. D'autre part les troubles digestifs sont très fréquents et liés aux lésions du rein.

Quant aux autres complications que nous avons mentionnées : néphrite traumatique, hydronéphrose traumatique, etc., nous croyons qu'elles sont impossibles parce qu'elles n'auront pas le temps de se développer à cause de la mort du malade ou bien leur terrain de développement aura, le plus souvent, disparu avec l'intervention. Il reste le cas, presque problématique, où le malade aura guéri sans intervention de sa rupture intra-péritonéale du rein et chez qui le rein présentera une néphrite traumatique, des calculs rénaux, etc.

Diagnostic différentiel.

Nous reprendrons tous les symptômes de la rupture intra-péritonéale du rein et les discuterons différentiellement.

1° Douleur abdominale généralisée. — Cette douleur avec les autres symptômes généraux que nous avons étudiés au chapitre du péritoine, avec le ballonnement du ventre, avec la matité, si l'on peut la déceler, nous révéleront l'existence d'un épanchement intra-péritonéal. Cette douleur est peu intense ou dans tous les cas bien moins intense que celle de la péritonite aiguë.

2° Les autres symptômes que nous avons signalés pour diagnostiquer l'épanchement péritonéal, n'ont rien de caractéristique, quoique très utiles, adjoints à la douleur abdominale généralisée ; ils peuvent apparaître dans les contusions et ruptures extra-péritonéales du rein, les hémorragies internes, les occlusions intestinales, etc.

3° Douleur lombaire. — Dans un cas, cité par Rayer, la lésion rénale avait été confondue avec une simple contusion lombaire. Dans la contusion lombaire, la douleur est limitée ; elle est augmentée par la pression en arrière, tandis que la palpation abdominale en avant ne provoque aucune douleur. D'un autre côté l'hématurie, l'ecchymose éviteront l'erreur.

4° Hématurie. — D'après M. Albaran, l'hématurie survenue par un traumatisme peut provenir de lésions provoquées par la violence du côté de la vessie ; un rein calculeux, ébranlé par la violence, peut donner une hématurie sans rupture ou contusion du rein. Les commémoratifs du malade relativement aux hématuries antérieures, aux coliques néphrétiques doivent toujours nous faire soupçonner l'hématurie qui ne sera pas due à une contusion ou rupture du rein. Cependant l'existence d'autres symptômes, une hématurie prolongée et persistante doivent nous conduire au diagnostic d'une rupture ou contusion du rein calculeux qui comme nous l'avons dit est plus apte à être déchiré.

Une hématurie néoplasique peut aussi donner lieu à une erreur, lorsque cette hématurie survient par suite d'un traumatisme. C'est ainsi que dans un cas de Newman, un enfant qui fit une chute eut une hématurie dont on diagnostiqua une rupture du rein et pourtant on trouva un papillome de la vessie.

On ne doit donc prendre l'hématurie comme symptôme important de rupture du rein que lorsqu'elle est bien caractérisée, persistant quelques jours et associée à d'autres symptômes que nous avons étudiés.

Mais il y a le revers de la médaille : il existe bien des ruptures du rein dans lesquelles l'hématurie n'est pas encore apparue ou même manque complètement.

Dans ces cas on doit pratiquer le cathétérisme; analyser les urines et voir s'il y a des globules sanguins et des cylindres granuleux, s'il y a oligurie, etc. Par la douleur lombaire, l'oligurie, l'ecchymose tardive, la tuméfaction lombaire, on doit soupçonner et même affirmer la rupture du rein.

5° Tumeur lombaire. — La tumeur lombaire peut être confondue avec la tumeur d'un cancer du rein. Dans ce cas, un accident survenant, à quoi doit-on attribuer l'hématurie: à une hématurie cancéreuse ou à une hématurie de contusion du rein? Si dans l'intervalle des hématuries, des urines claires surviennent on doit penser au cancer ; sinon, avec l'oligurie, les ecchymoses à distance, on doit pencher en faveur de lésion traumatique du rein.

Un phlegmon périnéphrétique pourra être pris pour une tuméfaction lombaire ; le phlegmon s'accompagne toujours de fièvre intense, dès le début, de frissons d'anorexie, de constipation, de gonflement de la région lombaire et d'œdème de la paroi. Le phlegmon périnéphrétique peut succéder à une déchirure du rein mais dans ce cas c'est une complication tardive diagnostiquée plusieurs jours après le traumatisme par l'élévation de la température.

Dans un cas que M. Moineau cite dans sa thèse, la tuméfaction lombaire, par suite d'une contusion du rein, fut prise pour une appendicite. Le diagnostic fut rectifié par M. Bazy qui par le palper a senti une collection, étendue de l'extrémité supérieure du rein droit jusque dans la fosse iliaque droite, au voisinage de la face postérieure du rein.

6° Anurie. — L'absence complète d'urine pourrait faire croire de prime abord à une *rupture de la vessie.* Campell chez un malade diagnostiqua une rupture de la vessie et fit une taille hypogastrique : à l'autopsie le rein seul était déchiré et la vessie absolument saine.

On peut cependant éviter cette erreur : outre la connaissance du point précis où a porté le traumatisme, il y a dans la rupture de la vessie des phénomènes de péritonisme, des envies fréquentes de miction, de la dysurie et une anurie absolument complète : par le cathétérisme on ne ramène rien. (Thèse Moineau.)

X

LES RUPTURES INTRA-PÉRITONÉALES DU REIN CHEZ LES ENFANTS

Dans cet article nous réunirons en un ensemble, même au risque de nous répéter, tout ce qui se rapporte aux ruptures et déchirures des reins chez les enfants.

Il est deux choses importantes sur lesquelles nous insisterons : 1° la fréquence relative des ruptures intra-péritonéales des reins chez les enfants ; 2° la marche à type aigu dans ces ruptures.

1° En parcourant les observations de ruptures ou contusions des reins nous nous sommes persuadé que chez les enfants les ruptures intra-péritonéales des reins sont plus fréquentes que les ruptures ou contusions extra-péritonéales. Le contraire se constate chez les adultes. Heureusement les ruptures et contusions des reins sont, en général, bien moins fréquentes chez les enfants que chez les adultes.

Déjà en 1882 Poireaut dans sa thèse insistait sur ce point. Grawitz (1), statistique en main, arrive à la même conclusion. Küster remarque que, dans les quatorze cas de ruptures intra-péritonéales des reins qu'il cite, la moitié comprend des enfants. Ce sont des enfants non surveillés qui sont sujets à ces ruptures des reins par suite d'écrasement, d'ensevelissement, etc. (Küster) (2).

La raison de cette fréquence se trouve dans le rapport anatomique du péritoine avec les reins.

Le péritoine passe au-devant de la face antérieure des reins et en est séparé, chez les aldutes, par la capsule adipeuse, très lâche et épaisse de 2 à 3 centimètres ; — chez les enfants au-dessous de dix ans cette capsule n'est pas développée ; elle y existe sous la forme d'un mince feuillet conjonctif, résultat du dédoublement du fascia propria. Ce feuillet conjonctif unit plus solidement le péritoine au rein que ne le fait la capsule adipeuse chez les adultes. Du reste le péritoine chez les enfants est plus délicat et plus tendu (Grawitz).

Ces considérations sont suffisantes pour expliquer la fréquence des déchirures du péritoine à la suite de la rupture du rein chez les enfants. En effet, toutes les fois que le rein avec sa capsule propre est rompu, le péritoine solidement fixé à cette dernière, tiraillé en sens inverse par l'écartement des parties séparées du rein, sera déchiré plus facilement chez les enfants que chez les adultes où la capsule adipeuse, épaisse, unit lâchement le péritoine à la capsule propre du rein.

(1) Grawitz : *Arch. f. klin. Chirurgie*, Bd. 38, 1889.
(2) *Deutsche Chirurgie*, L. 52, p. 196, 1896.

2° Le second point que nous désirons faire ressortir, c'est la marche à type aigu toute particulière que présentent chez les enfants les ruptures intra-péritonéales des reins. Küster remarque que chez les adultes, comme chez les enfants, dans la production des ruptures intra-péritonéales des reins, il s'agit toujours de traumatismes violents. Le choc traumatique intense, l'hémorragie abondante se faisant à l'intérieur du péritoine, ne sont pas supportés par l'organisme si délicat des enfants qui en meurent peu de temps après l'accident. Dans notre travail nous publions les observations de quatre ruptures intra-péritonéales des reins chez des enfants. La mort est survenue dans les quatre cas au bout de quelques heures au plus tard.

La coexistence des lésions des autres organes abdominaux avec la rupture du rein et l'épanchement sanguin intra-péritonéal est également fréquente chez les enfants. La mort arrive aussi rapidement que dans le premier cas.

XI

TRAITEMENT

L'idée maîtresse de notre travail était de montrer la caractéristique des ruptures intra-péritonéales du rein : l'épanchement sanguin péritonéal, les dangers imminents qu'il fait courir au malade, et d'indiquer fermement la conduite à tenir.

Après quelques notions sur l'historique du traitement dans les ruptures sous-cutanées du rein, nous passerons au traitement médical et en dernier lieu au traitement chirurgical.

Avant Simon on s'en rapportait au traitement médical et aux émissions sanguines. « Le traitement doit être d'autant plus actif qu'il y a probabilité ou certitude d'un épanchement de sang sous la peau, dans le tissu cellulaire intermusculaire ou extra-péritonéal avec contusion ou déchirure du rein. Une ou plusieurs saignées du bras doivent être faites dans les vingt-quatre heures. Ensuite, il est souvent nécessaire de faire une application de sangsues sur la région ou de répéter la saignée les jours suivants. » (Rayer, *Maladies des reins*, t. I, p. 272).

Dans d'autres cas on s'est borné à l'application des sangsues sur la région douloureuse. L'application de la glace sur la région contusionnée pour arrêter l'hémorragie et éviter l'inflammation a été aussi employée. Le calomel ou les opiacés à l'intérieur, avec le repos absolu pendant longtemps, voilà le traitement qu'on appliquait. Avec le temps on a fait la critique de ce traitement ; du reste on ne pouvait pas faire autrement.

Simon, de Heidelberg, a, en 1876, recommandé l'intervention chirurgicale (néphrectomie) dans les lésions traumatiques du rein. Il a dit qu'en présence d'un malade atteint de déchirure grave du rein, avec hémorragie mettant directement sa vie en danger, la meilleure conduite à tenir est, non pas de l'affaiblir encore par des émissions sanguines, mais de pratiquer, séance tenante, l'extirpation, « la décortication du rein blessé » pour arrêter l'hémorragie.

Cette intervention a été, avec le temps, et avec une meilleure antisepsie, imposée et à plusieurs reprises appliquée avec succès aux contusions, ruptures extra-péritonéales du rein à allure grave.

Des discussions se sont élevées entre MM. Tuffier, Gérard-Marchand, Lucas-Championnière et d'autres pour savoir si l'on doit se guider pour intervenir sur les accidents, les complications secondaires. De ces discussions il résulte qu'une règle générale ne peut pas être posée dans les différents cas. Dernièrement on est intervenu dans deux cas (obs. 1 et 2) de ruptures intra-péritonéales du rein et avec succès, car le malade de l'observation 1 devait guérir si ce n'était cette infection post-opératoire.

TRAITEMENT MÉDICAL

Nous aurons en vue ici la conduite à tenir pour combattre le mauvais état général, dissiper le choc traumatique, le collapsus.

Tout d'abord on mettra le malade au repos le plus absolu. On fera des injections d'éther pour combattre le collapsus. L'injection de sérum artificiel sera un moyen de premier ordre. Les boissons chaudes, le réchauffement à l'aide de boules d'eau chaude, les frictions excitantes seront utiles. On s'appliquera à relever les forces du malade par des boissons stimulantes (éther, acétate d'ammoniaque), à apaiser les douleurs avec de la morphine à l'intérieur ou par des injections sous-cutanées et à envelopper la région lombaire avec une couche d'ouate après avoir fait, si on le juge convenable, une onction calmante.

Contre l'hémorragie on a recommandé l'application de la glace sur la région lombaire, mais d'après M. Tuffier ce moyen refroidit le malade sans lui donner aucun bénéfice contre une hémorragie considérable. L'ergot de seigle, le perchlorure de fer, la digitale ont été beaucoup employés sans résultats satisfaisants. La compression de la région lombaire au moyen d'une bande de flanelle garnie d'ouate remplira le meilleur rôle hémostatique (Tuffier).

On peut employer des boissons diurétiques pour diluer et faciliter l'élimination des caillots sanguins; contre les vomissements l'administration de la glace sera utile; de larges irrigations rectales et au besoin, des laxatifs contre la constipation. L'alimentation doit être légère et lactée. L'administration des substances comme l'acide borique, le salol, l'iodoforme, le salicylate de naphtol, s'éliminant par les voies urinaires sera très utile car elle empêchera l'infection du foyer traumatique qui se fait presque toujours par voie ascendante. Tout autre foyer traumatique sera tenu aseptique pour empêcher l'infection du foyer rénal.

Le cathétérisme, pratiqué très aseptiquement, sera fait toutes les fois qu'il y aura rétention d'urine, causée par les caillots sanguins dans la vessie.

Dans les cas de contusions légères ce traitement médical sera très suffisant; mais dans les ruptures intra-péritonéales du rein, il ne le sera pas du tout. Il pourra être appliqué en attendant l'intervention chirurgicale sur laquelle nous insisterons plus loin.

Traitement chirurgical.

A. — Diagnostic de l'intervention

Traitement chirurgical des ruptures intra-péritonéales du rein, en dehors des autres complications.

De l'étude que nous avons faite jusqu'à présent sur la rupture intra-péritonéale du rein, il résulte qu'elle est la plus grave des lésions traumatiques du rein mais qu'elle n'est pas absolument fatale (Edler).

Le danger qu'elle fait courir au malade consiste dans l'hémorragie interne abondante se faisant à travers la rupture du péritoine dans l'intérieur de celui-ci, et, en second lieu, l'infection imminente encore plus dangereuse parce qu'elle est fatale.

C'est ce danger qui doit nous servir de guide dans la conduite chirurgicale à tenir.

I. — Péritoine. — Épanchement sanguin ou uro-hématique. — Laparotomie. — Toilette du péritoine.

a) *Laparotomie.* — L'hémorragie se produit dans le péritoine, dans une cavité en somme tout ouverte : aucune tendance, par conséquent, à l'hémostase spontanée.

Cet épanchement peut être purement sanguin (obs. 1) ou uro-hématique (obs. 2). Quelle est l'évolution de ces épanchements ? Un petit épanchement sanguin peut se résorber (obs. de Roux). Mais on ne doit pas s'attendre à cet issue très rare. Le plus souvent il prépare le terrain à l'infection ou bien appelle en quelque sorte les microbes. « Il est évident aussi que, dans les premiers jours, l'hémorragie intra-péritonéale due à la blessure du foie crée une condition favorable au développement de l'infection péritonéale, en constituant un milieu fertile, où se développeront facilement les microbes de la suppuration. » (J.-L. Faure) (1).

Quant à l'action de l'urine sur le péritoine, la question a été très discutée. Généralement on croyait que l'urine produisait une péritonite aiguë. Or, les expériences de M. Tuffier (2) ont prouvé la tolérance du péritoine pour

(1) Le Dentu et Delbet : *Traité de Chirurgie*, p. 163.
(2) *Mémoires de la Société de Biologie*, 1890, p. 153, 357, 434.

l'urine comme pour d'autres liquides de l'économie à la condition qu'ils soient aseptiques.

M. Tuffier injectait de l'urine normale ou mélangée de sang (1 à 100 centimètres cubes) dans le péritoine d'un chien ou d'un cobaye. L'ouverture de l'abdomen au douzième ou quinzième jour montrait une séreuse absolument normale. Mais, dit-il, « l'apport incessant de l'urine dans la cavité péritonéale constitue une cause de péritonite. Les animaux chez lesquels j'ai pratiqué l'abouchement de l'uretère dans le péritoine ont succombé en huit à vingt jours à l'inflammation de la séreuse, sauf dans les cas où l'abouchement s'est oblitéré » (Tuffier).

M. Wègner, dans son article : *Chirurgische Bemerkungen über die Peritonealhœhle mit besonderer Berück sichtigung der Ovariotomie* (1), insiste sur la résorption de l'urine par le péritoine dans les premiers jours de son épanchement.

M. Vincent (de Lyon) a fait en 1881 des expériences sur les traumatismes intra-péritonéaux de la vessie (2). Dans ces expériences, on remarque que lorsque l'urine séjournait peu de temps dans la cavité péritonéale d'un chien ou cobaye, elle ne produisait pas de péritonite. Mais lorsque cette urine y restait plus longtemps, une péritonite en résultait. C'est que dans le premier cas le péritoine, simplement irrité par la cessation de l'action de l'urine, reprend sa vitalité, guérit en quelque sorte. Dans le second cas cette inflammation aseptique se prolongeant, le péritoine perd sa propriété de résorption, agit sur

(1) *Von Langenbeck's Archiv*, Bd XX.

(2) V. *Lyon Médical*, 1881, p. 105. Thèse Maltrait, Lyon, 1881. *Revue de Chirurgie*, 1881.

l'organe voisin l'intestin, paralyse ses muscles et le rend transmissible aux microbes qui parcourent la partie intestinale viennent dans le péritoine peu résistant à l'infection, et où ils trouvent un terrain propre à leur développement.

Dans l'observation 2 l'épanchement uro-hématique n'avait pas produit des conséquences fâcheuses, parce qu'il était resté peu de temps dans la cavité peritonéale.

Il s'en suit de là que l'épanchement sanguin ou uro-hématique est comme une épine dans le péritoine, et on doit l'en débarrasser d'autant plus que la cavité péritonéale est en communication directe avec le foyer rénal traumatisé. On ne pourra débarrasser la cavité péritonéale de son épanchement que par une laparotomie qui sera une *laparotomie curative*.

Donc l'hémorragie par elle-même indiquait déjà la laparotomie immédiate, en raison de sa gravité rapide, comme toute hémorragie provenant d'autres organes abdominaux : foie, rate, etc.

Mais d'autres faits encore sont une indication de la laparotomie qui, même sans eux, est suffisamment indiquée.

b). — *Laparotomie exploratrice.*

1° Lésions d'autres organes. — La laparotomie est encore indiquée dans les ruptures intra-péritonéales du rein, parce que le traumatisme violent, nécessaire ordinairement à la rupture du rein, peut avoir déterminé d'autres lésions graves des viscères abdominaux. La possibilité de ces lésions nécessiterait par elle-même la laparotomie exploratrice.

On peut quelquefois diagnostiquer d'avance s'il existe ou non d'autres organes lésés, mais souvent c'est impossible. La difficulté de connaître l'étendue précise des désordres est vraiment réelle. Le chirurgien est trop souvent dans un embarras sérieux, pour savoir s'il n'y a pas de lésions concomitantes d'autres organes.

2° Lésions du rein. — Dans l'immense majorité des cas on sait que le rein est rompu. Mais des cas difficiles peuvent se présenter où on est dans le doute. D'autre part, connaître l'étendue des désordres du côté du rein est très important au point de vue du traitement. D'avance on ne peut que supposer l'étendue de la lésion du rein, et c'est seulement la laparotomie qui nous fera connaître si le rein est sectionné complètement ou incomplètement, dans le péritoine ou non, et nous fera prendre des décisions en rapport avec la lésion du rein. « Étant donnée la loi de l'intervention dans les traumatismes de l'abdomen, le chirurgien doit pratiquer la laparotomie pour se rendre un compte exact de la nature et de l'étendue des lésions. » (Villar) (1).

En résumé, la laparotomie est indiquée parce qu'elle seule permet d'évacuer l'épanchement péritonéal, de faire *la toilette de la séreuse.*

C'est le vrai moyen d'éviter la péritonite. Les conditions sont en effet, favorables ici pour l'éclosion de l'infection. Elle est à peu près fatale, sans un traitement chirurgical.

Elle est indiquée parce qu'elle seule peut nous rensei-

(1) Le Dentu et Delbet : *Traité de Chirurgie.*

gner exactement sur l'étendue des lésions du rein et sur la concomitance de lésions d'autres organes abdominaux.

II. — Rupture du rein. Source de l'hémorragie. Intervention.

Par la laparotomie, qui par elle-même a servi pour faire la toilette du péritoine, on est exactement renseigné sur la rupture intra-péritonéale du rein. Ici se pose une question très importante.

Comment arrêter l'hémorragie due à la rupture ou déchirure du rein?

Déjà dans les contusions intra-péritonéales du rein avec hématuries abondantes et persistantes, cette question a été très discutée. Nous nous permettrons quelques citations.

« Quand le sang artériel s'échappe dans le bassinet du rein, il traverse rapidement les voies urinaires, et, arrivé dans la vessie, est chassé continuellement par des contractures spasmodiques; si cette forme d'hémorragie persiste et menace la vie du malade, en dépit des efforts faits pour l'atténuer, il faut faire une incision exploratrice, suivie, si l'étendue de la plaie du rein l'indique, de la néphrectomie. »

« Quand l'hématurie est profuse, formée de sang artériel, et lorsque, quoiqu'elle soit légère ou même qu'elle manque, il y a une forte présomption, d'après la pâleur augmentée, le collapsus, la matité, le gonflement de la région rénale, que le rein a été lésé, il faut faire une incision exploratrice sur le rein à travers la région lombaire et il est plus que probable que, comme dans les cas de Rawdon et de Hilton, on trouvera le rein en grande partie déchiré. » (Morris) (1).

« C'est ce danger (l'hémorragie) qu'il faut combattre tout d'abord, c'est lui qui doit être la base du traitement. » (Le Dentu).

« Si l'hémorragie est abondante, répétée, en un mot dangereuse pour la vie, je suis tout à fait partisan de l'intervention hâtive, il faut aller voir, et, suivant l'étendue, la profondeur des lésions, prendre telle ou telle détermination. » (A. Poncet) (2).

Combien plus grave, plus périlleuse est l'hémorragie dans la rupture intra-péritonéale du rein !

Donc il faut combattre le mal à sa racine, l'hémorragie à sa source, en s'attaquant au rein lésé par les moyens suivants :

1° Néphrectomie. — Le plus souvent on trouvera le rein sectionné en deux ou plusieurs parties, comme broyé pour ainsi dire, et tous les désirs de conserver le rein seront vains. La meilleure opération nous paraît être l'extirpation du rein : la néphrectomie séance tenante. « Si la déchirure est complète, si le rein est plus ou moins broyé, si on a la certitude par l'œil, par le toucher, que l'hémorragie doit continuer malgré les moyens hémostatiques locaux conseillés : suture, tamponnement, il ne faut pas hésiter, on doit pratiquer la néphrectomie séance tenante (A. Poncet) (3). »

(1) Morris : *Surgical diseases of the kidney.*

(2) In thèse Foy, Paris, 1894.

(3) Poncet : *Loco citato.*

Cette intervention par la néphrectomie est une des plus graves. Cependant elle a donné beaucoup de succès dans les traumatismes graves extra-péritonéaux du rein. Elle a été pratiquée par Sorgé, Hochengg, Bobroff (1892); Mudd (1889); en France par Lucas-Championnière (1893); G. Marchant (1863) ; etc. Dans tous ces cas les malades ont guéri. Dans sa statistique Willis réunit 14 néphrectomies avec 9 guérisons et 5 morts. Enfin en 1900 M. Souligoux a pratiqué la néphrectomie pour une rupture intra-péritonéale avec plein succès. En 1901, au mois d'avril, M. Delore pratique une néphrectomie, après une laparotomie pour la même lésion du rein. Le malade allait très bien pendant dix jours ; il est mort d'une infection secondaire, pendant les pansements, indépendante de l'opération.

La néphrectomie peut être totale ou partielle. La néphrectomie sous-capsulaire (décortication), préconisée par M. Ollier, sera très avantageuse.

La voie lombaire sera préférable, mais chez les enfants la voie abdominale est de nécessité.

Le rein unique et l'état pathologique du rein non traumatisé sont une contre-indication à la néphrectomie.

Il est à remarquer que plus tôt on est intervenu, plus on a compté de succès. « Les interventions secondaires n'ont donné que des résultats beaucoup moins bons. » (Foy.)

2° Suture du rein, du péritoine. Tamponnement. — Cette conduite sera suivie dans les déchirures (à la face antérieure du rein), plus ou moins étendues et à bords réguliers. Dans ces cas on fera la suture du péritoine et du rein avec du catgut et l'on drainera. La suture sera possible si les bords des déchirures sont réguliers. Si dans la plaie du rein on aperçoit un vaisseau qui donne ou doit le lier.

Dans d'autres cas la suture du péritoine et le tamponnement du rein seront indiqués ; d'autant plus que la suture d'un tissu friable comme celui du rein, du foie, etc., est très difficile, et est une opération très délicate. « La suture, lorsqu'elle est faisable, est un excellent moyen d'hémostase mais il est telles circonstances où son exécution peut être laborieuse, impraticable, et alors le tamponnement avec un parapluie de gaze légèrement iodoformée. 5 p. 100, rembourré ensuite de chiffons, de tampons de gaze stérilisée, me paraît un excellent moyen. »(A. Poncet.)

3° Ligature de l'artère rénale (Bobroff). — M. le professeur Bobroff (Moscou) (1) a préconisé la ligature de l'artère rénale, après laparotomie, pour arrêter l'hémorragie dans les cas de traumatisme grave du rein. Il se basait sur les expériences favorables et sur les avantages que cette opération aura sur la néphrectomie.

Évidemment cette opération sera un moyen très rationnel pour arrêter l'hémorragie. Mais que deviendra le rein dont l'artère a été liée ? Il est manifeste que, comme glande, le rein, son artère liée, s'atrophiera et sera remplacé par un amas de tissu conjonctif.

Cette opération, à notre connaissance, n'a pas été pratiquée jusqu'à présent. L'avenir la jugera.

A ce sujet et sur les conseils de M. Delore nous avons fait l'expérience suivante.

(1) *Centralblatt für Chirurgie*, 1892.

Le 16 juin 1901, sur un chien de taille moyenne vigoureux, chloroformisé, nous pratiquons une incision médiane sur la paroi abdominale. A l'ouverture du ventre une partie des viscères abdominaux sort ; nous les écartons du côté droit pour aller trouver le rein gauche. Celui-ci, trouvé, est incisé à sa face antérieure à plusieurs reprises, et profondément. Une hémorragie s'ensuit ; nous trouvons l'artère rénale et la lions. Après épongement on s'aperçoit que l'hémorragie est complètement arrêtée.

Nous refermons le ventre en suturant d'abord le plan péritonéal puis le plan musculaire aponévrotique. Au réveil le chien est très abattu, il se traîne sur son train postérieur et ne mange pas de toute la journée. Le lendemain il commence à manger et à marcher. Les jours suivants il va tout à fait bien. Sa plaie abdominale ne suppure pas et se cicatrise.

Le 3 juillet, nous tuons par piqûre du bulbe le chien qui était très bien portant.

Autopsie. — Dans le ventre pas de trace de péritonite. Le rein gauche qui a été néphrostomisé est enveloppé d'adhérences péritonéales. Nous extirpons les deux reins pour les comparer. Le rein droit est tout à fait normal, tandis que le rein gauche paraît avoir augmenté de volume par les adhérences péritonéales ; celles-ci enlevées, le rein gauche est diminué un peu de volume et bosselé légèrement. Les incisions sont cicatrisées. Il pèse 7 grammes de moins que le rein droit. Les deux reins sont incisés parallèlement à leurs faces. Leur aspect macroscopique est évidemment très différent.

Toutes les parties du rein gauche sont décolorées,

jaunâtres ; celles du rein sain sont colorées en rouge brun. La couche corticale du rein gauche est diminuée de hauteur et parsemée de petits îlots de sclérose. A la section parallèle aux faces du rein, vers les extrémités supérieure et inférieure, on aperçoit nettement un triangle occupant toute la couche corticale et une partie de la couche médullaire, formé d'un tissu blanc, cicatriciel. A la base des pyramides on voit un mince liséré sanguin, séparant la couche corticale de la couche médullaire du rein. De cet examen on conclut que le rein allait en s'atrophiant.

B. — Quand faut-il opérer ?

A cette question on peut répondre sans hésiter : vu les dangers imminents qui menacent le malade dans un temps plus ou moins proche, il faut opérer le plus tôt possible.

On se guidera sur les préceptes suivants :

1° Opérer après le collapsus.

2° Si le malade présente des signes d'hémorragie interne avec épanchement péritonéal.

3° Si le diagnostic est incertain la laparotomie nous éclairera.

4° Si la péritonite s'est déjà déclarée on doit intervenir rapidement.

C. — Traitement des complications

Il nous semble que les complications infectieuses que nous avons signalées seront évitées par le traitement primitif. Si une péritonite suraiguë survient on ne pourra guère être utile au malade. Dans tous les cas on fera le traitement chirurgical. Comme moyen prophylactique de l'infection on ne saurait assez recommander le cathétérisme, s'il est jugé nécessaire et fait très aseptiquement.

Dans les lésions concomitantes du rein et du foie ou de la rate on se guidera sur les lésions que la laparotomie nous aura révélées. Mais ce sont les cas les plus désespérés.

D. — Manuel opératoire

Il nous semblerait sortir du cadre de notre travail si nous nous étendions sur la description du manuel opératoire de la laparotomie, de la néphrectomie, etc., indiqué dans le traitement chirurgical des ruptures intra-péritonéales du rein. Nous renvoyons donc aux traités spéciaux.

OBSERVATIONS

OBSERVATION 1 (inédite)

(Communiquée par M. le professeur Poncet ; prise par M. Hau, interne.)

Chute. — Hématurie. — Rupture du rein et du péritoine. — Épanchement sanguin intra-péritonéal. — Laparotomie. Néphrectomie. — Mort.

Le malade s'exprime mal en français ; voici les renseignements que l'on a pu obtenir par son entourage.

Le vendredi 5 avril, vers 10 heures du matin, le malade, dans la verrerie où il travaille, passait, en poussant une brouette, sur une passerelle située à 2 mètres 50 du sol. Il perdit l'équilibre ou plutôt fut entraîné par sa brouette car, au dire de ses camarades, celle-ci le précéda dans sa chute et le côté gauche du malade vint porter sur un des montants de la caisse de la brouette.

On l'amène vers 6 heures à l'Hôtel-Dieu. Dans l'après-midi il a uriné du sang. A son entrée l'interne de garde constate de la rétention vésicale et le cathétérise, il retire environ un litre de liquide uniformément rouge.

A 8 heures du soir le malade urine spontanément et du sang presque pur.

Il a vomi depuis son entrée, le nez est froid, l'état général précaire, le pouls est petit à 100 pulsations à la minute.

L'abdomen est un peu météorisé, il y a de la défense musculaire généralisée, mais la douleur est surtout réveillée dans l'hypochondre gauche, elle empêche la palpation profonde. Il n'y a pas d'ecchymose sous-cutanée.

La matité hépatique semble plutôt remontée que disparue ; on perçoit cette matité sur un travers de main environ, mais la limite inférieure est environ au niveau de la cinquième côte ; pas de matité dans les flancs.

De cet ensemble symptomatique qui dénote de la réaction péritonéale, nous nous demandons si nous devons faire prévenir le chirurgien de garde, quand nous avons la bonne fortune de trouver M. Jaboulay qui a l'amabilité de venir voir le malade.

Il conseille de différer l'intervention par les raisons suivantes : la réaction péritonéale n'est pas très intense, attendu que la paroi abdominale se soulève régulièrement à chaque respiration.

D'autre part l'état de choc prononcé du malade contre-indique l'anesthésie et une laparotomie dans ces conditions risquerait d'avoir une issue fatale immédiate.

M. Jaboulay conseille de surveiller attentivement le blessé, de lui injecter immédiatement 500 grammes de sérum artificiel avec un demi-centigramme de morphine pour atténuer les souffrances.

Le lendemain, samedi 6 avril, le matin, l'état local est à peu près stationnaire ; la température est à 38°5, l'état général est meilleur. Le soir il y a un peu plus de réaction péritonéale, le malade a eu des vomissements. Le ventre est un peu plus météorisé. Dans la journée il a continué à uriner spontanément du sang presque pur ou en tout cas un liquide uniformément rouge.

Dimanche 7 avril. — L'état général, qui paraissait s'être amélioré hier matin, semble plutôt empirer depuis hier soir ; les phénomènes péritonéaux notamment ont persisté et même augmenté, le pouls est plus faible. Le malade paraissant assez fort pour supporter une intervention, celle-ci est décidée. Ni par la palpation très difficile en raison de la douleur qu'elle provoque, ni par la percussion on ne décèle de tumeur lombaire, comme d'autre part les phénomènes de contusion du rein sont évidents et qu'il y a des phénomènes non moins évidents de réaction péritonéale on est conduit à porter le diagnostic de rupture intra-péritonéale du rein gauche.

Malgré cela M. Delore, afin d'agir en toute connaissance de cause, fait une incision médiane sous-ombilicale de 15 centimètres environ. A l'ouverture du péritoine un flot de sang pur jaillit sous pression, pas de liquide louche, pas d'odeur, l'intestin n'est donc pas lésé.

Reste à savoir quel est l'organe qui saigne; il introduit sa main gauche dans l'abdomen; le foie est difficilement abordable; comme la percussion l'avait montré, il est situé très haut, son bord antérieur est intact, le rein droit de même.

A gauche au contraire, M. Delore aperçoit une large brèche péritonéale qui le conduit sur le rein, celui-ci paraît avoir subi une grande perte de substance et être séparé en deux tronçons.

La plaie médiane est immédiatement fermée et la néphrectomie décidée.

La néphrectomie se fait sans incident particulier.

Les deux plaies sont drainées à la Mikulicz.

Suites opératoires bénignes.

Le soir, le malade a bien uriné, le pouls est bon, le ventre assez souple.

Mardi 9 avril. — Le malade a fait des vents, il demande à aller à la selle.

Samedi 13 avril. — Les mèches sont enlevées, les plaies vont bien.

16 avril. — La température monte après un pansement qui a dû infecter la plaie.

Mort avec rétention sous-diaphragmatique, le 26 avril 1901.

Autopsie. — A l'ouverture de l'abdomen le grand épiploon est noirâtre, il n'y a pas de péritonite généralisée.

En faisant tomber une incision perpendiculaire sur l'incision opératoire, on trouve à ce niveau des adhérences solides ayant limité le foyer inflammatoire.

On ne trouve tout d'abord pas grand décollement, le doigt introduit à la partie postérieure arrive dans un foyer étroit s'étendant jusqu'au-dessous du diaphragme, surtout la partie gauche de ce muscle.

Le liquide est fétide, brun sale et légèrement rougeâtre.

Aux poumons on trouve un petit foyer de broncho-pneumonie centrale qui paraît en résolution ; à droite, à la base, de la congestion et de l'œdème sans pus ; la plèvre paraît saine. A la partie moyenne on trouve un infarctus de très petite dimension.

Au cœur, myocarde mou, feuille-morte ; petite végétation sur une valve de la sigmoïde ; très légères traces d'endocardite sur la mitrale.

L'autre rein est très volumineux ; il a été transporté au laboratoire.

A la coupe les pyramides sont doublées de volume ; la substance corticale est parsemée de points rouges et jaunes.

OBSERVATION 2

(Communiquée à la Société anatomique le 13 avril 1900, par MM. Souligoux et Fossard.)

Les roues d'une voiture passent sur la région lombo-abdominale. — Hématurie. — Oligurie. — Laparotomie. — Rupture du rein et du péritoine. — Épanchement uro-hématique. — Néphrectomie. — Guérison.

Le 22 mars 1900, était admis, salle Nélaton, lit n° 21, vers midi et demi, le nommé H..., Félicien, charretier, âgé de vingt-cinq ans. Cet homme nous raconte que par suite du choc d'une voiture venant en sens inverse, il était tombé du siège de son chariot à quatre roues pesant environ 200 kilos et que, pris en écharpe, les roues lui étaient passées sur la région lombo-abdominale droite. Relevé sans connaissance, il était transporté dans une pharmacie voisine, et de là à l'hôpital Lariboisière.

Passant de suite à l'examen du malade, nous constatons qu'il est en léger état de choc traumatique : son visage est pâle, sa peau froide, son pouls un peu fréquent, mais bien frappé, sa respiration assez facile, répondant assez bien aux questions que nous lui posons, il nous indique de suite avec la main la zone douloureuse : l'hypochondre et le flanc droit, la région lombaire droite.

Au palper nous constatons que le ventre est assez souple, peu douloureux et pensons à une contusion abdominale. Après avoir fait appliquer de la glace sur le ventre, nous recommandons que l'on prenne bien la température, qu'on nous conserve les matières vomies s'il existe des vomissements et surtout, en prévision d'une contusion rénale, que les urines soient mises de côté.

A la contre-visite du soir, vers 4 h. 1/2, le tableau clinique est complètement changé.

Température 35°,5.

Urines : petite quantité (150 grammes environ), renfermant de nombreux caillots un peu allongés, de couleur rouge foncé, indiquant par suite une hémorragie sérieuse.

Pouls moins bien frappé, plus rapide (105).

Vomissements assez abondants, noirâtres, couleur suie, faisant penser à une hémorragie stomacale.

Ventre un peu plus ballonné, plus douloureux dans son ensemble, maximum de la douleur toujours dans le flanc droit.

En présence de tels symptômes, pensant à une contusion abdominale accompagnée de déchirure du rein, je fais appeler M. Souligoux qui n'hésita pas à pratiquer la laparotomie, vers 5 h. 1/2 du soir.

Laparotomie médiane. — Après ouverture du péritoine, on aperçoit du sang et de l'urine épanchés en assez grande quantité au milieu des anses intestinales. On déterge la cavité abdominale avec des compresses stérilisées et on se met à la recherche d'une lésion viscérale quelconque. L'estomac bien examiné ne présente aucune lésion appréciable à l'œil nu ; le gros intestin est absolument intact, mais on constate, sur un segment de l'iléon, une certaine quantité de sang épanché dans l'intérieur de la cavité intestinale ; le duodénum est également indemne. Il est facile de constater par la vue que le sang vient de la région rénale droite, le doigt sent d'ailleurs la surface rénale déchirée et la rupture du péritoine explique l'inondation de la cavité péritonéale par le mélange de sang et d'urine. Deux gros drains en caoutchouc accolés, entourés de gaze stérilisée, sont laissés dans la plaie. Fermeture de la paroi abdominale par étages.

Pansement, injection de sérum artificiel.

23 mars. — Température 30°6 le matin, 38° le soir ; plus de vomissements ; plus d'urines sanglantes, mais urines en petite quantité ; le pouls est bien frappé. Une odeur ammoniacale très vive se dégage du malade : on défait le bandage de corps, toutes les compresses stérilisées sont imprégnées d'urine, on enlève l'un des drains, on le lave, on le remet en place, de nouveau pansement avec la gaze stérilisée.

Les jours suivants du 24 au 31 mars, le pansement est constamment imprégné d'urine, on le change deux fois par jour, tout en maintenant le drainage et on fait des lavages à l'eau bouillie.

On alimente un peu le malade, on lui donne des grogs, du champagne, on fait des injections de sérum artificiel.

Le malade va bien, son pouls est bon, sa langue humide, mais température du soir toujours un peu élevée (38°5 à 39°.)

1er, 2, 3, 4 avril. — Même état, mais une fistule transpéritonéale s'est nécessairement établie.

5 avril. — M. Souligoux pratique la néphrectomie totale : incision oblique classique de la douzième côte à la crête iliaque.

On découvre le rein droit rompu, un peu de suppuration dans l'atmosphère périrénale. Décortication avec le doigt (néphrectomie sous-capsulaire). Dénudation de l'organe jusqu'au hile. Deux pinces-clamps sont appliquées sur les vaisseaux et l'uretère, section du pédicule à un centimètre en dehors dans le hile. Un long drain en caoutchouc s'étendant de la plaie lombaire à la plaie abdominale traverse la cavité abdominale.

Pansement :

6 avril. — Température : matin 38° — soir 39°3.
7 avril. — — — 37° — — 37°.
8 avril. — — — 37°3 — — 38°3.
On enlève les pinces.
9 avril. — Température : 37°4.
10 avril. — — 37°6.

Depuis la température se maintient à 37° matin et soir ; les deux plaies bourgeonnent, le malade mange très bien et est actuellement en voie de guérison complète.

Constatations anatomiques. — Sur la face postérieure du rein droit, juste au niveau du hile, un écrasement complet des substances corticale et médullaire du rein intéressant le bassinet et s'étendant jusqu'au niveau du bord externe de l'organe, se prolongeant même sur la face antérieure. On s'explique facilement comment la roue de voiture s'engageant dans l'échanchrure iléo-costale a repoussé, puis calé le rein dans l'angle costo-vertébral, l'écrasant sur la colonne vertébrale : en fait, cette surface anfractueuse qu'on observe répond à l'apophyse transverse de la première lombaire.

Sur la face antérieure du même rein se voit une déchirure inférieure intéressant également les substances corticale et médullaire à l'union du tiers inférieur et du tiers moyen de l'organe.

On voit aussi une déchirure supérieure à l'union du tiers supérieur et du tiers moyen qui n'est autre que le prolongement de la vaste déchirure de la face postérieure sur la face antérieure.

OBSERVATION 3

(Eales : *Edinburgh Lancet*, 1886.)

Chute d'un bloc de charbon sur un mineur. — Hématurie. — Vomissements. — Mort après soixante heures. — Rupture du rein, dilacération du péritoine. — Épanchement sanguin dans l'abdomen.

Le cas suivant intéressant est, je pense, digne d'être rapporté à cause de sa rareté comparative. Le 10 avril 1885, je fus appelé pour visiter S. G..., âgé de trente ans, charbonnier-mineur, qui, disait-on, avait été gravement atteint par la chute d'un bloc de charbon pendant qu'il travaillait dans un des puits de la Compagnie. Je le trouvai couché sur le dos, les épaules soulevées, les cuisses fléchies (surtout la droite), le visage pâle et d'expression anxieuse, la peau froide et baignée de sueur, le pouls faible et rapide, la respiration basse et du type intercostal, avec seulement un faible mouvement du diaphragme. Une respiration profonde lui causait une vive douleur dans la région lombaire droite. Il avait vomi plusieurs fois, et était, en fait, en état de collapsus. A l'examen, je trouvai une contusion étendue dans la région lombaire droite, et une légère abrasion de la peau sur les onzième et douzième côtes. Le malade se plaignait d'une telle douleur à la pression que je ne pus m'assurer si les côtes étaient fracturées. Il y avait aussi une légère contusion sur l'épaule droite, une autre dans l'hypogastre et une autre sur la partie postérieure de la cuisse droite. Pas de douleur à la pression dans l'hypogastre. Le soir, il émit une grande quantité de sang artériel rouge brillant, mêlé d'urine et vomit plusieurs fois.

11 avril. — 11 h. 30 du matin, très faible et anémié. Pouls du poignet à peine perceptible. Avait vomi constamment pendant la nuit et avait émis de l'urine teintée de sang. Un peu de réplétion dans la région iliaque droite, avec matité à la percus-

sion. Se plaignait d'une vive douleur sur toute la moitié droite de l'abdomen, de douleur à la pression.

12 avril. — Hier, environ à 9 heures du soir, il émit un peu d'urine teintée de sang. Aujourd'hui pas de miction. Pas de vomissement. Se plaignait de douleurs sur tout l'abdomen. Cuisses fortement fléchies sur l'abdomen et parois abdominales rigides. Mort dans la nuit par association d'anémie et de choc, avec survie de soixante heures après l'accident.

Autopsie faite en commun avec le Dr Coates (chirurgien principal de l'usine) et le Dr Henderson (assistant senior de chirurgie, mines de fer de Tredegar). — Corps petit pour l'âge, et maigre. Le côté droit de l'abdomen montrait un écrasement étendu. A l'ouverture de l'abdomen nous trouvâmes une grande quantité de sang dans la cavité péritonéale. Rien au diaphragme ni au foie, et pas de fracture costale ; il n'y avait pas de lésion apparente aux intestins, mais des portions de l'iléon au voisinage du rein offraient un commencement de péritonite. Le rein droit était déplacé en bas et en avant et était situé dans la fosse iliaque ; derrière lui était une quantité énorme de caillots de sang et de sang répandu, ce dernier s'étendant le long du tissu cellulaire presque jusqu'à la ligne médiane de l'abdomen sur le devant. Il y avait aussi beaucoup de caillots immédiatement sur le devant et sur le côté droit des vertèbres lombaires, recouvrant le plexus solaire et le ganglion semi-lunaire. Cela s'était apparement répandu le long du plexus rénal des vaisseaux, et ne s'étendait pas sur le côté gauche des vertèbres. Le péritoine antérieur au rein était gravement dilacéré, et permettait ainsi au sang de s'échapper dans sa cavité. La moitié supérieure du rein était littéralement broyée en pulpe mais plus encore sur la surface antérieure que sur la postérieure, s'étendant en bas jusqu'à l'extrémité inférieure du rein. Plusieurs grosses branches de l'artère rénale étaient ouvertes. Pas de lésion au tronc artériel ou veineux. Il y avait aussi une petite blessure profonde dentelée à la partie inférieure du rein sur la région postérieure, comme si quelque objet dur y avait pénétré. L'uretère semblait complètement bloqué par un caillot de sang. Vessie vide et saine. Rein et uretère droits sains. Il ne semblait pas que les côtes inférieures aient été poussées à travers les parois abdominales.

Remarques. — Le trait saillant de ce cas est qu'une lésion aussi extensive du rein ait pu se produire sans quelque fracture costale. La cessation soudaine de l'hématurie dut provenir du caillot de l'uretère. L'anémie rapidement croissante, avec l'hématurie et la réplétion de la région iliaque, indiquaient une hémorragie probable venant du rein ; en conséquence, on donna des astringents. Reeves, dans un cas publié par la *Lancet*, 4 octobre 1884, dit qu'aussitôt qu'on a constaté que l'hémorragie ne peut être arrêtée après essai de tous les moyens connus, on doit faire une incision lombaire par-dessus le rein, pour enlever tous les caillots et le rein si c'est nécessaire. S'il avait été indiqué d'inciser et d'enlever le rein aussitôt qu'il fut évident que l'hémorragie était profuse, il me semblait manifeste que dans de semblables cas attendre l'effet d'un emploi prolongé d'astringents serait attendre trop tard. Je ne me sens pas la compétence pour décider la cause actuelle de la lésion. Mais en me rappelant ce fait que ce garçon a été écrasé sous une grande masse de charbon, il m'a semblé que le rein a pu être subitement déplacé, comme il serait par la force du coup, et au même moment pressé entre les deux vertèbres et les côtes soudainement comprimées : ce qui rend cette idée plus probable est que ce garçon était petit et très maigre pour son âge et que la portion antérieure du rein était plus gravement endommagée.

OBSERVATION 4

(de M. le Dr Tuffier, in thèse Moineau.)

Laparotomie. — Rupture du rein. — Épanchement sanguin intra-péritonéal en caillots. — Mort.

M... tombe dans la rue et une voiture lui passe sur l'abdomen. Ceci se passait dans le premier semestre de l'année 1894. On l'amène à l'hôpital en état de choc.

On lui fait une laparotomie exploratrice : on incise la ligne blanche de l'ombilic au pubis. On écarte les muscles sous-jacents; on ouvre le péritoine et on examine alors l'intestin. Cet intestin ne présente rien d'anormal. Il n'est nullement congestionné; on trouve cependant un grand épanchement sanguin du côté du foie.

On examine le foie : rien.

L'épanchement semblant venir de la région sous-diaphragmatique, on remonte jusque-là; mais c'est en vain que l'on cherche, rien ne vient expliquer cet épanchement. L'incision est alors continuée au-dessus de l'ombilic jusqu'au diaphragme. Là encore on trouve l'épanchement sanguin. On éponge ferme, on suit cet épanchement qui conduit vers le rein. On examine alors le rein et on y trouve de gros caillots de sang qu'on retire. On touche le rein et on sent dans le hile une déchirure.

On nettoie alors la plaie, on la draine à la gaze iodoformée, puis on suture le péritoine avec du gros catgut; suture du plan musculaire en surjet également au gros catgut; enfin suture de la peau au crin de Florence. Toutes ces sutures sont établies de manière à laisser passage à la gaze qui vient du rein.

On recouvre le tout d'un pansement iodoformé.

Le malade meurt le lendemain matin. Malheureusement l'opposition à l'autopsie empêche de constater les lésions anatomiques.

OBSERVATION 5

(John Hilton : *Guy's hospital rep.* XIII, London, in thèse Bloch, 1873.)

Rupture du rein gauche terminée par la mort. — Autopsie.

D..., âgé de vingt et un ans, fut admis le 20 juin 1869 à l'hôpital, à 10 h. 30 du matin. Ce malade était un laboureur robuste, bien bâti, qui avait toujours joui d'une bonne santé.

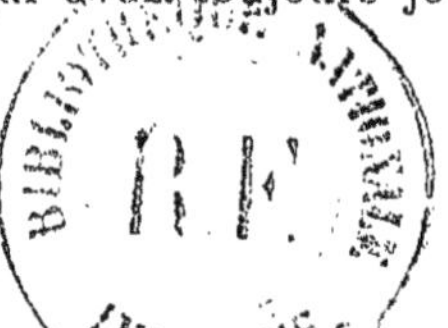

Après avoir bu copieusement du porter, il traversait une voie ferrée, lorsqu'une locomotive qui se mouvait lentement le heurta contre les rails. Il est à supposer que l'abdomen fut comprimé.

Quelque temps après son entrée à l'hôpital il était plongé dans un demi-sommeil d'ivresse : les deux pupilles réagissaient à la lumière : il rendait par le vomissement une substance liquide colorée en brun par le porter qu'il venait d'avaler, mais sans trace de sang. Il était pâle et froid, le pouls était lent et petit. Le malade était couché sur le côté gauche et se plaignait d'une violente douleur dans l'abdomen, juste au-dessous des côtes, douleur exagérée par la plus légère pression. Les inspirations profondes n'étaient pas pénibles, mais la toux était douloureusement ressentie. En raison de la douleur, on fit une injection hypodermique d'un décigramme de morphine. On n'administra pas ce médicament par la bouche à cause des vomissements.

21 juin (2e jour). — Le malade n'a pas eu de sommeil. Les vomissements et la douleur ont persisté. Pouls 116, très faible. En l'absence de l'infirmier il alla à la garde-robe, de sorte qu'on ne peut examiner ni ses urines ni ses selles.

(2 h. 30 du soir). — Grandes douleurs dans le ventre ; impossibilité d'uriner. Le cathétérisme amena une pinte et demie d'une urine sanguinolente ; ce qui procura un soulagement immédiat. On prescrivit l'opium, la diète lactée et de la glace ; cependant on limita autant que possible la quantité de boisson. Lavements nutritifs en cas de vomissements.

Le 22 (3e jour). — Urine sanguinolente, persistance des vomissements ; cependant le malade supporte sans la vomir un peu de teinture d'opium, dont il prit pendant vingt-quatre heures d'assez faibles doses. Grande douleur dans l'abdomen, surtout du côté gauche. Il n'a pas de selle, ce qui semble beaucoup l'ennuyer.

Prescription : Lavement d'une pinte d'eau chaude.

Le 25. — Pendant les trois jours précédents les symptômes se sont amendés. L'urine a été moins sanguinolente, plus claire, sans caillots ; la douleur est diminuée, malgré la tension du ventre. On supprime l'opium; les vomissements ont cessé. Le lait n'étant pas bien supporté, le malade demandait des aliments solides et stimulants qu'on ne lui avait pas encore permis.

Il a bonne apparence; teinte naturelle de la peau. Pouls à 48, toujours pas de selle.

Prescription : lavement d'une pinte et demie d'eau chaude additionnée d'huile de castoreum; ce qui amena une selle solide.

Le 26 (7ᵉ jour). — Le ventre est moins tendu, depuis la dernière selle. Prescription : gelée de viande et poulet.

Le 27 (8ᵉ jour). — Urine plus sanguinolente, et contenant des cristaux de phosphate ammoniaco-magnésien. On continue une alimentation solide, teinture d'opium à prendre une partie de suite, et même prescription pour le soir.

Le 28 (9ᵉ jour). — Pas de changement dans l'urine depuis hier. Beaucoup de douleurs dans la région lombaire. Pouls filiforme à 76. Le malade avait pris de la gelée de viande, des œufs et deux pintes de lait par jour.

2 juillet (13ᵉ jour). — Les douleurs lombaires persistent. L'urine est moins sanguinolente.

A 9 h. 30 du soir, vomissements et douleurs dans la région lombaire gauche. Peu de temps après expulsion par l'urèthre d'une certaine quantité de sang (la valeur d'une cuillerée à bouche). Grande dépression des forces. Grosses gouttes de sueur sur le visage; pouls très faible. On comprime avec une bande la moitié gauche du ventre. Teinture d'opium (même prescription dans une heure).

Le 3 (14ᵉ jour). — Impossibilité de la miction, le cathéter introduit est bientôt arrêté ; en le ramenant on trouve dans l'œil de la sonde un caillot de sang noir.

Le 5 (16ᵉ jour). — L'urine très foncée s'échappe subitement avant que le malade ait eu le temps de saisir le vase. Rien de particulièrement grave dans l'état général.

Le 6 (17ᵉ jour). — Urine ammoniacale ; trois mictions dans le cours de la journée. L'émission de l'urine était très douloureuse avant l'usage du cathéter ; mais le malade ressentait du soulagement aussitôt que l'instrument était parvenu à une petite distance dans l'urèthre, et avant que l'urine ne s'échappât. Il éprouvait de la douleur au bout de la verge, semblable à celle qui accompagne les calculs vésicaux. L'ergot de seigle ayant été trouvé parfois utile dans l'hémoptysie, M. Hilton fit prescrire cette substance.

Le 7 (18e jour). — Urine très ammoniacale ; le cathéter ramène des caillots de sang de la vessie. Appétit faible, langue chargée, ventre tendu ; pas de selle. Un lavement d'eau chaude avec une once d'huile de castoreum fut suivi d'une évacuation de selles dures et moulées.

Le 8 (19e jour). — Vomit tout ce qu'il prend ; des caillots arrivent à tout moment de la vessie et empêchent l'urine de passer. Grande distension de la vessie. Très grande anxiété.

Le cathéter n° 11 ayant passé, l'urine peut s'échapper en partie. Pouls 112, petit ; sueurs copieuses. La peau avait une apparence jaunâtre spéciale, comme celle de l'anémie consécutive aux grandes pertes de sang.

Injection sous-cutanée de 1/2 grain de morphine.

9 juillet (20e jour). – Le cathéter passe ; les caillots de sang provenant de la vessie examinés avec soin, sont fortement bruns ou noirs, mêlés d'une substance blanchâtre qui les baigne par-ci par là. Quand on les plonge dans l'eau, ils prennent des formes irrégulières et multiples. M. Hilton pensa, d'après leur forme, que quelques-uns d'entre eux s'étaient formés dans le bassinet, lui-même rompu et changé d'aspect, et que les autres s'étaient moulés sur les uretères.

Le malade demande du porter. On prescrit du bœuf et du mouton avec une demi-pinte de porter.

Le 10 (21e jour). —Pouls 112, filiforme, moins de caillots dans l'urine. Injection d'eau chaude dans la vessie, dans l'intention de ramollir quelques-uns des caillots. Teinture d'opium.

Le 12 (23e jour). — Le malade était plus faible et en train de vomir. Le traitement l'a un peu fatigué. On prescrit encore de la teinture d'opium et du vin.

Le 13 (24e jour). — Il refuse toute nourriture et s'émacie. Pouls 144. Le ventre est très ballonné et sonore à la percussion, exepté au côté gauche, au-dessus de la région rénale, où l'on perçoit une tumeur mate. Délire par intervalles. Prescription : Champagne. Celui-ci est supporté.

Le 14 (25e jour). — Est encore en vie, mais se trouve en plein délire : coma, le malade va évidemment succomber.

Le 15 (26e jour). — Mort à une heure après-midi.

Extrait du rapport du Dr Masson qui a fait l'autopsie :

Distension tympanique considérable de l'abdomen, au point qu'à droite le côlon transverse atteint la sixième côte et qu'à gauche, l'estomac s'élève jusqu'à la quatrième côte. Les viscères du thorax sont tellement décomposés qu'on ne peut se faire qu'une idée approximative de leur état réel. Il n'y avait pas de signe évident de lésion du cœur et des poumons. A l'ouverture de l'abdomen des gaz s'échappèrent de la cavité péritonéale ; les intestins étaient distendus et fortement colorés en noir. Une certaine quantité de la sérosité sanguinolente contenue dans la cavité péritonéale avait un caractère pathologique, mais il n'y avait pas de trace évidente de péritonite, parce qu'il n'y avait pas de lymphe plastique épanchée ; il n'y avait pas non plus d'injection apparente du péritoine, à cause de la couleur sombre due à la décomposition ; de même une quantité de sérosité sanguinolente plus consistante se trouve dans un trou situé à gauche de la colonne vertébrale, en regard de la quatrième vertèbre lombaire. Ce trou est formé par une déchirure qui s'est opérée dans un mince repli du péritoine, d'environ un pouce de diamètre, et les bords de la déchirure sont entourés par une ligne jaunâtre d'une certaine épaisseur. Ce repli se trouve au sommet d'une partie saillante dans la région lombaire gauche, correspondant à la région qu'occupe le rein gauche, répondant en avant au côlon descendant, qui y est relié par des adhérences plus épaisses qu'à l'état normal. Cette éminence ne dépasse pas la colonne vertébrale ; c'est la saillie antérieure d'une large cavité entourant le rein gauche et remplie de caillots granuleux de sang dus au traumatisme. Le rein gauche est brisé en deux et son segment inférieur fendillé transversalément par de nombreuses petites fissures.

L'uretère gauche s'ouvre dans cette large cavité de même qu'une branche de l'artère rénale gauche, où se trouve un petit anévrisme récent. Les veines ne paraissent pas avoir été blessées.

OBSERVATION 6 (résumée)

(*Mémoires et Comptes rendus de la Société des sciences médicales de Lyon*, 1881, p. 97.)

Rupture du rein. — Déchirures du péritoine. — Péritonite localisée. — Néphrite suppurée.

M. Poncet présente à la Société des sciences médicales de Lyon un rein d'un ouvrier qui a succombé, quatre jours après être tombé de plusieurs mètres de hauteur sur le flanc droit, avec des symptômes de péritonite localisée.

A l'autopsie, on trouva une rupture du rein de 4 à 5 centimètres de longueur. De sorte que le malade a succombé à une néphrite suppurée aiguë. Chez ce malade les reins étaient sains et il y a eu des déchirures de péritoine, ce qui a précipité l'issue fatale.

L'anurie n'était pas absolue. Le malade a eu de la dyspnée ; température de 39°,6.

OBSERVATION 7

(Gravitz : *Archiv für klinische Chirurgie*, 1889, t. XXXVIII, p. 421.)
Greifswalder chirurgische Klinik.

Chute. — Hématurie. — Mort. — Déchirures du rein et de l'artère rénale. — Épanchement sanguin dans l'abdomen.

X..., potier, vingt-sept ans, admis le 7 octobre. Chute de 6 pieds de hauteur, l'hypochondre droit portant sur l'arête d'une caisse. Aussitôt violentes douleurs, vomissements, matité dans la partie abdominale droite, hématurie.

On diagnostique une déchirure du rein droit. Mort après vingt-quatre heures. A l'autopsie : déchirure du rein droit ainsi que de l'artère et de la veine. Énorme épanchement sanguin dans la capsule rénale et dans la cavité abdominale. Les autres organes ne contiennent pas de sang.

OBSERVATION 8

(Charteris : *The Lancet*, vol. I, 1880, p. 90, in thèse Poireault.)

Dans une rixe, un homme de quarante ans reçoit un coup de pied sur le côté. Malgré une douleur vive, il peut gagner sa maison, sise à plus d'un mille. Hématurie ; douleurs localisées d'abord, mais revêtant bientôt le caractère péritonéal. Mort au bout de six heures. Ecchymose de la région rénale gauche. De la sérosité et du sang dans la cavité péritonéale. Rupture complète du rein gauche au niveau du hile.

OBSERVATION 9

(Charteris : *The Lancet*, vol. I, 1880, p. 90, in thèse Poireault.)

A l'autopsie d'un homme trouvé mort à Glasgow-Gien et qui, à en juger par l'état de raideur cadavérique et l'heure présumée de la mort, n'avait dû survivre que peu de temps aux premières atteintes de son mal, on ne constatait à l'inspection du cadavre que des écorchures légères de la face et des mains ; mais à l'ouverture on trouvait le ventre rempli d'un sang encore fluide. Ce sang provenait du rein droit profondément dilacéré. Il existait également une infiltration sanguine sous-péritonéale. L'urine rencontrée dans la vessie ne renfermait pas de sang. Les autres viscères sont sains.

OBSERVATION 10

Holmes : *A system of surgery theoretical and practical in treatises by various authors*, édited by T. Holmes, M. A. Contab, London 1861, tome II, p. 421. In thèse Bloch, 1873, Paris.)

Un enfant reçut un coup violent en avant de la région lombaire ; il tomba, put à peine faire quelques pas et fut porté à Guy's Hospital.

Il était dans un état de collapsus et éprouvait quelques douleurs dans l'abdomen. Il mourut une heure et demie après l'accident.

A l'extérieur il y avait une ecchymose légère à l'extrémité des septième et huitième côtes droites, et des deux dernières du côté gauche. Le cavité abdominale contenait une grande quantité de sang coagulé et fluide. Toute la portion du rein gauche située au-dessus de l'entrée des vaisseaux était séparée de la portion inférieure et de ses attaches naturelles aux parties voisines. La portion inférieure était restée en place. Il y avait une légère ecchymose du foie, en face de celle de la paroi thoracique. (*Prize Essay*, par M. Roland.)

OBSERVATION 11

(*Surgical Essays*, by B. Cooper. London 1835.
L'Expérience, t. V, p. 509. In thèse Bloch.)

Contusion à la région lombaire. — Épanchement de sang dans le ventre. — Rein gauche partagé en deux parties. — Mort au bout de quelques heures.

Un enfant de huit ans fut heurté avec force dans la région lombaire par une roue de charrette. Tous les symptômes d'une violente hémorrágie à l'intérieur se manifestèrent avec rapidité et la mort arriva au bout de quelques heures. A l'autopsie on trouva la cavité abdominale pleine de sang en partie liquide et en partie coagulé. Cette hémorragie provenait du rein gauche complètement partagé en deux parties au-dessus des vaisseaux.

OBSERVATION 12

(*Aufsaetze und Beobachtungen aus der gerichtlichen Artzneysrissenschaft. Fünfte sammlung.* Berlin 1787, Seite 62).

Mort subite d'un enfant de sept ans, produite par un traîneau qui avait passé sur son corps. — Diverses lésions. — Déchirure du rein.

MM. Mezger et R..., appelés à constater la mort d'un enfant, reconnurent : 1° une mobilité extraordinaire de la tête et un intervalle insolite entre la première et la seconde vertèbre du cou produits par une luxation ; 2° à l'ouverture de l'abdomen, ils observèrent un épanchement considérable de sang dans toute l'étendue de la cavité péritonéale.

En cherchant l'origine de cet épanchement avec beaucoup de soin, on vit que le rein droit avait été déchiré à sa partie moyenne et à sa partie inférieure. L'épanchement du sang provenait de la déchirure des vaisseaux.

Quand on eut reconnu cette seconde cause d'une mort prompte et inévitable, on pensa qu'il était inutile d'ouvrir la poitrine et la tête.

Il n'y avait pas d'autres signes de violences extérieures que deux petites taches bleuâtres à la tempe droite et une ecchymose au côté droit du dos et à la fesse droite.

OBSERVATION 13

(Charteris : *The Lancet*, vol. I, 1880, p. 90. In thèse Poireault.)

Un sac de farine tombe sur le côté d'un enfant de six ans. Pâleur de la face, prostration extrême, mort au bout de deux heures. Le rein gauche est déchiré et comme broyé. Une certaine quantité de sang existe dans la cavité péritonéale. Les autres organes sont sains.

OBSERVATION 14

(in *Revue de Médecine de la Suisse Romande*, 1894.)

Robert B..., âgé de quinze ans, en pleine *santé*, jouant dans une maison en construction, tombe du troisième étage, rebondit de poutre en poutre aux étages inférieurs et vient s'aplatir sur le sol où il reste vingt minutes sans connaissance. Il saigne seulement du nez. C'est le soir du 28 janvier dernier, à 5 heures.

On l'apporte à l'hôpital la nuit : il a sa connaissance parfaite. Teint cyanosé ; pupilles normales ; respiration rapide superficielle. Il accuse seulement des douleurs dans le flanc gauche, où l'on trouve une matité qui arrive à trois travers de doigts de la ligne médiane et où la moindre pression est douloureuse. Pas de ballonnement du ventre.

Un examen rapide ne révèle rien d'anormal aux poumons. Pouls 90, relativement bon.

Le cathétérisme, nécessaire, donne environ 400 grammes d'urine sanguinolente.

Le 29, au matin le malade urine spontanément ; urine brun noirâtre, plus foncée que la veille. Le pouls est petit, 140. La cyanose a diminué.

Stimulants. Champagne en lavement.

A plusieurs reprises dans la journée et vers le soir des vomissements non sanglants. Le soir, pouls 190. T. 39°. On fait une transfusion : 300 grammes d'eau salée.

Le 30 au matin il y a encore du sang dans l'urine, dont la quantité en vingt-quatre heures mesure 700 grammes, le pouls est à 140. T. 38°8. Nouvelle transfusion : 500 grammes d'eau salée. La matité dans le flanc gauche a un peu diminué d'intensité, mais elle a gagné la fosse iliaque droite. On perçoit à la main des frottements péritonéaux très nets, surtout dans la fosse iliaque gauche.

Très peu de lait. Lavements nutritifs modestes. Le soir la matité de la fosse iléo-cœcale a diminué ou disparu. T. 39°5. Urine en vingt-quatre heures, 1.900.

Le 31 au matin, pouls 130, un peu meilleur. Faciès creusé. La matité se retire dans le côté gauche ; un peu moins sensible. Plus de vomissements. Plus de sang dans l'urine. Deux fortes selles. Le soir T. 39°. Urine 2.200. Langue toujours sèche.

Le 1er février le blessé se sent mieux. T. 37°7 au matin. Pouls 118. Deux selles diarrhéiques non sanglantes.

Le soir il est beaucoup mieux, a faim, pouls 100, plein, régulier, langue humide. La matité a reculé jusqu'au bord antérieur du grand oblique, en bas elle a remonté jusqu'à l'épine iliaque antérieure et supérieure. Palpation moins douloureuse ; frottements beaucoup moindres. Urine 2.000, claire ; très léger dépôt floconneux. Albumine 1/2 p. 1000 déposant lentement (filtration double). Au microscope quelques rares cellules épithéliales.

Le 2 la matité reste la même, palpation plus facile. L'appétit revient. Cul-de-sac de Douglas tout à fait libre. Température 38°8 le soir. Urine 1.500. Traces d'albumine. Pas de cylindres.

Le 3, faciès meilleur. Urine 1.500 ; pas d'albumine. Température 38°9.

Le 4, le malade accuse de nouveau quelques douleurs à gauche. La région mate se laisse palper : on trouve une résistance dans la ligne spinoso-costale ; en dedans tympanisme étrange comme dans la fosse iliaque, à son beaucoup plus élevé et plus court que dans le reste de l'abdomen. Une selle. Urine normale, 2.000, sans albumine. Le malade va bien.

Le 6, de même. Pouls bon, 90. On peut palper la résistance comme une tumeur qui gagnerait les lombes et s'engagerait dans la niche du rein.

Le 7, urine normale.

Le lendemain elle est plus sanglante que jamais. Pouls bon. État général bon.

La tumeur a diminué. L'urine filtrée deux fois donne encore 1 p. 1000 d'albumine. Au microscope rien autre que les éléments du sang.

Le 11, l'urine est encore un peu rouge ; albumine 1/2 p. 1000. Au microscope beaucoup de cristaux de phosphate et de masses granuleuses (débris de globules sanguins).

Le 13, on peut encore palper la tumeur qui se retire vers le bord costal et s'indure irrégulière. Urine toujours un peu rouge.

Le 15, plus de sang ; le 16 de nouveau un peu. État général excellent, 1/2 p. 1000 d'albumine. Au microscope nombreuses masses allongées, hyalines, granuleuses par place, qui semblent être des cylindres.

Le 21, nouvelle hémorragie assez forte ; de deux mictions l'une donne une urine claire et pure, l'autre du sang.

Le 1er mars la tumeur qui s'est peu à peu retirée vers le pôle inférieur du rein en devenant plus dure, plus bosselée, a complètement disparu. Pas de douleur à la pression.

Le malade se lève pour la première fois le 2 mars.

Il quitte l'hôpital le 12 mars encore un peu faible, ayant quelquefois les pieds enflés le soir mais demeurant à quelques pas de l'hôpital, il reste en surveillance. Plus de sang, pas de trace d'albumine.

Le 6 août 1894, le malade est en parfaite santé ; il n'a plus rien dans le flanc. Aucune douleur spontanée ou à la pression. Il paraît guéri définitivement.

Réflexions de M. Roux, de Lausanne.

Chez ce malade le traumatisme en tout cas violent, probablement multiple, est mal connu dans ses détails.

L'hémorragie a été certainement intra-péritonéale comme l'atteste la matité abdominale qui gagne la fosse iliaque *droite,* aussi bien que la rapidité extrême de l'apparition de cette matité et de sa disparition résorptive. L'absence d'ecchymose inguinale et d'œdème des bourses parle aussi contre une hémorragie rétro-péritonéale de cette étendue.

Et cependant la rupture de la capsule du rein, qui est la règle avant dix ans, est regardée par quelques auteurs comme fatale chez tout individu plus âgé parce qu'elle accompagnerait des lésions particulièrement graves.

La lésion rénale chez notre malade ne doit pas avoir été très étendue car l'hématurie a été peu abondante et la réaction sur le parenchyme voisin paraît avoir été minime.

Le sang dans le péritoine pouvait provenir d'une rupture de la rate.

En effet à aucun mement il n'y a eu d'hémorragie abondante dans les voies urinaires et si le cathétérisme a été nécessaire, c'était au début une seule fois par suite de la rétention dite réflexe ou purement nerveuse qui suit ordinairement le traumatisme du rein et non pour évacuer des caillots de sang remplissant et bouchant la vessie. Jamais un seul caillot, jamais de sang pur ; pas la moindre colique uretérale, etc.

CONCLUSIONS

I. — Il existe deux variétés de lésions traumatiques du rein :

a) Contusions ou ruptures extra-péritonéales du rein ;

b) Ruptures intra-péritonéales du rein.

II. — Avec M. le professeur Poncet, nous appellerons « ruptures intra-péritonéales du rein » tous les cas où il y a rupture ou déchirure sous-cutanée du rein, déchirure du péritoine avec épanchement sanguin ou uro-hématique intra-péritonéal.

III. — Les ruptures intra-péritonéales du rein sont très rares. Küster, sur 251 cas de lésions traumatiques des reins, compte 14 cas seulement de rupture intra-péritonéale dont 7 étaient chez des enfants.

La raison de cette rareté, nous la trouvons dans le rapport du péritoine avec la face antérieure du rein, dont il est lâchement séparé par la capsule adipeuse épaisse de 2 à 3 centimètres.

Chez les enfants au-dessous de dix ans cette capsule adipeuse n'est pas développée, elle est remplacée par un feuillet conjonctif, peu épais, qui unit plus intimement le rein au péritoine, plus délicat et tendu (Grawitz). C'est pour cela que chez les enfants la fréquence des ruptures intra-péritonéales des reins est comparativement plus grande que chez les adultes.

IV. — La classe laborieuse est plus exposée à ces ruptures du rein et particulièrement dans certaines professions, maçons, charretiers, cavaliers, mineurs, employés de chemins de fer, exposant aux accidents graves. Ces ruptures se font dans l'âge où l'on dépense la plus grande activité : quinze à quarante-cinq ans. La femme est bien moins exposée à ces ruptures du rein, parce qu'elle est moins exposée aux accidents. Son os iliaque, ses vêtements protègent mieux ses reins (Küster).

V. — Dans les ruptures intra-péritonéales du rein, il est toujours question de traumatisme très violent (Küster) ; elles se font presque toujours par l'action des causes directes (A. Poncet).

VI. — Le rein est trop bien caché dans sa loge pour être facilement atteint. L'unique défaut de protection pour le rein est l'échancrure iléo-costale et c'est par là qu'il peut être atteint par les agents vulnérants.

Pour la rupture du rein et du péritoine trois facteurs sont nécessaires : la puissance, la résistance et le point d'appui (Tuffier). La puissance est représentée par les agents vulnérants, agissant directement sur le rein par l'échancrure iléo-costale ; la résistance par la paroi abdominale, les viscères et le rein; le point d'appui par le squelette (point d'appui naturel), la masse lombaire, elle-même appuyée sur un plan résistant (point d'appui artificiel.)

VII. — Dans les ruptures intra-péritonéales du rein, ce dernier est ou sectionné (rupture complète), ou déchiré à sa face antérieure (rupture incomplète) ; le péritoine est déchiré à la face antérieure du rein et comme conséquence, un épanchement sanguin ou uro-hématique se fait dans sa cavité. L'épanchement sera uro-hématique lorsque les calices du rein, le bassinet ou l'uretère seront lésés ; autrement les plaies du parenchyme rénal ne sécrètent pas (Tuffier).

VIII. — A la triade symptomatologique : hématurie, douleur lombaire, tuméfaction lombaire, des ruptures extra-péritonéales du rein, s'ajouteront : la douleur abdominale généralisée, le ballonnement du ventre, la matité dans les flancs (symptômes dus à l'épanchement sanguin), dans les ruptures intra-péritonéales du rein. D'autres symptômes généraux : vomissements, constipation, pouls petit, accéléré, respiration modifiée, etc., dus à l'hémorragie interne ou à l'excitation péritonéale, adjoints à la douleur abdominale généralisée, auront une grande importance dans le diagnostic des ruptures intra-péritonéales du rein.

IX. — L'infection du péritoine, tout ouvert au foyer traumatisé rénal (voie ascendante) ou par transmissibilité des microbes à travers la paroi intestinale, est inévitable ; une péritonite s'ensuit.

X. — Trois cas peuvent se présenter dans la marche des ruptures intra-péritonéales du rein : 1° type aigu : le blessé meurt peu de temps après l'accident, par le choc traumatique, l'hémorragie interne abondante, etc. Les enfants rentrent, pour la plupart, dans ce type aigu ; 2° le malade résistant quelque temps à l'hémorragie est laissé au traitement médical et à l'expectative ; il meurt de l'hémorragie interne ou par infection ; 3° dans le troisième cas, par l'intervention chirurgicale, on a le plus de chances de sauver le malade.

XI. — Le pronostic des ruptures intra-péritonéales du rein est un des plus graves, mais non absolument fatal (Edler). Jusqu'à présent on est rarement intervenu chirurgicalement ; l'intervention chirurgicale améliorera le pronostic.

XII. — L'intervention chirurgicale consistera : 1° dans la laparotomie pour débarrasser le péritoine (toilette) de son épanchement sanguin ou séro-hématique, cause prochaine de l'infection. Cette laparotomie sera en même temps une laparotomie exploratrice ; 2° le traitement de la source de l'hémorragie.

Le rein, dans la plupart des cas sectionné en deux ou plusieurs parties, déchiré profondément avec bords irréguliers de la déchirure, broyé, sera extirpé, néphrectomisé séance tenante (Poncet).

Si les désordres sont moindres on fera la suture du péritoine et du rein, si cela est faisable, sinon, on pratiquera le tamponnement à la Mikulicz (A. Poncet).

Bobroff a proposé en 1892 la ligature de l'artère rénale pour arrêter l'hémorragie, se basant sur les expériences et sur les avantages que cette opération aura sur la néphrectomie. A ce sujet nous avons fait une expérience sur le chien.

Vu :

LE PRÉSIDENT DE LA THÈSE,

A. PONCET.

Vu :

LE DOYEN,

LORTET.

Vu et permis d'imprimer :

LE RECTEUR DE L'ACADÉMIE,

Président du Conseil de l'Université,

G. COMPAYRÉ.

BIBLIOGRAPHIE

Rayer. — Maladies des reins, t. I, p. 248, 1839.

Ravel. — Des lésions traumatiques des reins, thèse de Paris, 1870.

Bloch. — De la contusion du rein. Thèse de Paris, 1873.

Simon. — Chirurgie der Nieren, II Theil, 1876.

Maas. — Klinische und experimentelle Untersuchungen über die Quelschungen und Zereissungen der Nieren. *Deutsche Zeitschrift für Chirurgie*, Bd. X, 1878.

Gargam. — De la contusion du rein. Thèse de Paris, 1881.

Vincent. — Rupture de la vessie. *Lyon Médical*, 1881, t. III, p. 105. *Revue de Chirurgie*, 1881, p. 449 et 556.

Poncet. — *Mémoires et comptes rendus de la Société de sciences médicales de Lyon*, 1881, p. 97.

Veret. — Des troubles de la sécrétion urinaire consécutifs aux contusions lombaires et abdominales. Thèse de Paris, 1882.

Poirrault. — De la contusion du rein, Thèse de Paris, 1882.

Brodeur. — De l'intervention chirurgicale dans les lésions des reins. Thèse de Paris, 1886.

Eales. — Un cas de rupture du rein. *Lancet*, 1886, t. I, p. 487.

Morris. — Surgical diseases of the kidney, 1886.

Edler. — Die traumatischen Verletzungen der parenchymatozen Unterleibsorgane. *Arch. f. klin Chirurgie*. Bd 34, 1887.

Tuffier. — *Bulletin de la Soc. anatomique*, 1888 p. 567 et 617.

— Traumatismes du rein *Arch. de Médecine* 1888, t. XXII, p. 591, 697 ; 1889, t. XXIII, p. 335.

— Traumatisme du rein. Asselin et Houzeau, Paris 1889.

— Études expérimentales sur la chirurgie du rein Steinheil, 1889.

Récamier. — Étude sur les rapports du rein et son exploration chirurgicale, Thèse de Paris, 1889.

Le Dentu. — Affections chirurgicales des reins, de l'uretère et des capsules surrénales, 1889.

Ernst Grawitz. — Ueber Nierenverletzungen. *Arch. f. klin. Chirurgie*. Bd. 38, p. 419, 1889.

G. Marchant et Aldibert. — Du diagnostic et de l'intervention chirurgicale dans la déchirure du rein, 1889.

W. Hertzog. — Ueber Nierenverletzungen. *Münch. med. Wochenschriit*, n° 11 et 12, 1890.

Tuffier. — Communications sur l'action de l'urine sur les tissus. *Mémoires de la Société de biologie*, 1890, p. 135, 357, 434.

Bobroff (Moscou). — Subcutane Nierenrupturen ; ein Fall von Nephrektomie nach Nierenruptur in *Chirurgitscheskaja Letopis* 1892, n° 3. Résumé par F. Rein in *Centralblatt f. Chirurgie*, p. 721, 1892.

A. Poncet. — Lettre à Foy, in thèse Foy, 1894.

Foy. — De l'intervention chirurgicale dans les déchirures du rein. Thèse de Paris, 1894.

Roux (de Lausanne). — Trois observations de traumatismes graves du rein, in *Revue de médecine de la Suisse Romande*, septembre 1894.

Kuster. — Zur Entstehung der subcutanen Nierenverletzungen und der Wanderniere. *Arch. f. klin. Chirurgie*, Bd 50, p. 676, 1895.

Guterbock. — Beitraege zur Lehre von der Nierenverletzungen. *Arch. f. klin. Chirurgie*, Bd 51.

Dordonnat. — Des épanchements uro-hématiques périrénaux consécutifs aux traum. du rein. Th. de Paris, 1896.

W.-W. Keen. — The treatement of traumatic lesions of the kidney, with tables of 155 cases, in *Transactions of the Amer. surg. Assoc.* Bd XIV, Philadelphia, 1896.

Küster. — *Deutsche Chirurgie*. Lief 52, 1896.

Sladowski. — Ueber Nierenrupturen, Thèse de Halle, 1897.

Burmeister. — Zur Casuistik der Nierenrupturen. Thèse de Munich, 1898.

Testut. — Traité d'anatomie humaine.

Tuffier. — Traumatismes du rein. In traité de Chirurgie, Duplay-Reclus, t. VII.

Albarran. — Traumatismes du rein. In Traité de Chirurgie, A. Le Dentu-Delbet, t. VIII.

Moineau. — Contusions et déchirures du rein. Thèse de Paris 1900-1901.

Lyon. — Imp. A. STORCK & Cie, 8, rue de la Méditerranée.

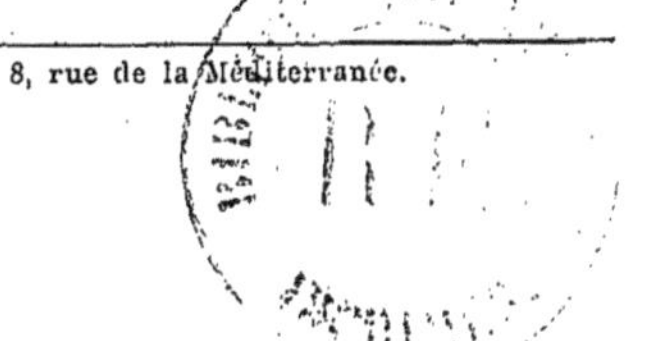

www.ingramcontent.com/pod-product-compliance
Ingram Content Group UK Ltd.
Pitfield, Milton Keynes, MK11 3LW, UK
UKHW020115240726
13926UKWH00011B/1491

9 782014 061710